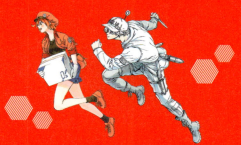

美味しく食べて細胞活性！

はたらく細胞
さいぼう

公式 レシピBOOK

監修・伊藤明子
赤坂ファミリークリニック院長。
東京大学医学部附属病院医師

絵・清水 茜

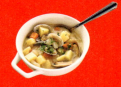

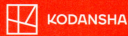

contents

04 はじめに

Chapter 01　赤血球

06 赤血球のはたらき
08 赤血球のはたらきを高める食材
09 各食材のはたらき
10 鶏レバーとししとうの焼き鳥どんぶり
12 具だくさんクラムチャウダー
14 かきフライ
15 いわしのかば焼き
16 しゃぶしゃぶねりごまだれ
17 鶏ささみオイル蒸しジェノベーゼソース添え
18 スモークサーモン&生ハムのブロッコリースーパースプラウト巻き
19 貝づくしどんぶり
20 高野豆腐と切り干し大根のうま煮
21 ピュアココアプロテインケーキ

Chapter 02　白血球

24 白血球のはたらき
26 白血球のはたらきを高める食材
27 各食材のはたらき
28 パプリカたっぷりパエリア
30 具だくさん豚汁
32 高級のり弁当
33 ブロッコリーと豚肉のオイスターソース炒め
34 カリフラワーと卵のカレーソースあえ
35 アスパラガスの豚肉巻き
36 にんじんパセリ厚揚げおかずスープ
37 カリフラワーライスチャーハン
38 抹茶アーモンドプリン
39 キウイたっぷり抗酸化ブレックファーストボウル

Chapter 03　リンパ球

42 リンパ球のはたらき
44 リンパ球のはたらきを高める食材
45 各食材のはたらき

46 スパイス魚介カレー
48 サーモンステーキ
50 ひつまぶしご飯
51 イクラとサーモンの親子丼
52 たまごサンドイッチ
53 牛肉の赤ワイン煮
54 小麦胚芽クレープ
55 ぶどうのコンポート
56 純ココアプリン
57 緑茶ゼリー

Chapter 04　単球

60 単球のはたらき
62 単球のはたらきを高める食材
63 各食材のはたらき

64 えびフライ&プレバイオティクスソース
66 スチームチキン&ブロッコリースーパースプラウトソース
68 ブロッコリースーパースプラウトと桜えびのオイルあえ
69 さばサンドイッチ
70 ごぼうと鶏手羽の甘辛ごままぶし

71 ブロッコリースーパースプラウト入りれんこん餃子
72 ごまごまおかかおにぎり
73 まぐろステーキ
74 ワカモレ野菜ディップ
75 胚芽パウダーお好み焼き

Chapter 05　その他血球

78 その他血球のはたらき
80 その他血球のはたらきを支える食材
81 各食材のはたらき

82 ターメリックたっぷりキーマカレー
84 全粒粉&プロテインパウダーで作るアップルパイ
86 サーモン&トマトたっぷりミネストローネ
87 モロヘイヤと卵のスープ
88 しそだくイクラ丼
89 玉ねぎかつお節煮
90 スチームブロッコリー&ごまだれ
91 野菜たっぷりいわしだんご
92 サーモンソテーきのこソース
93 まぐろバクダン丼

はじめに

私たちの体は、目には見えない「細胞」というものでできています。数にして約37兆個、かんたんには想像がつかない莫大な数字です。

その細胞たちは我々の知らぬ間に、体の中で酸素を運んだり、細菌やウイルスと戦ったりと、健康を保つために一生懸命はたらいてくれています。

この本では、『はたらく細胞』の作品の中に登場する「血液細胞」を元気にするための食材と、それらをより効果的に摂取するためのレシピをご紹介。

普段は意識することのない細胞について、漫画のキャラクターを通してそのはたらき（役割）を学び、楽しく作って美味しく食べて、より元気な体を目指してください。

この本の使い方

- ●小さじ1は5ml、大さじは15mlです。
- ●野菜や肉や魚介類の下処理は、特に記載のないかぎり済ませています。
- ●フライパンはフッ素樹脂加工のものを使っています。
- ●塩分量は控えめに記してあります。高塩分摂取が続くと白血球、特に好中球からIL-8などの炎症性物質が増えて血管の内皮が傷つき心血管疾患のリスクが上がります。かつ、体全体の酸化ストレスにより老化を加速させたり病気の原因になることが研究で示されています。これらを踏まえたうえで、各自召し上がるときには塩分量をご調整ください。

Dewan S.M.R. et al., Dietary Salt Can Be Crucial for Food-Induced Vascular Inflammation. Clinical Pathology. 2024;17:2632010X241228039

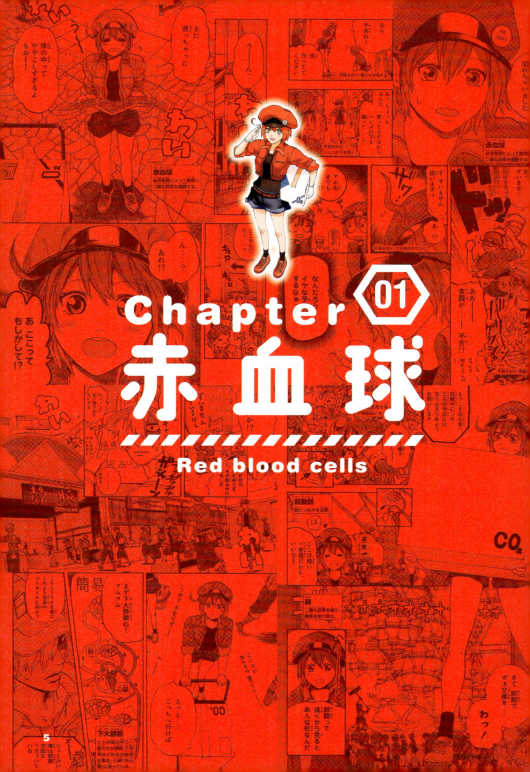

赤血球のはたらき

血液中の細胞成分の90%以上を占める赤血球。ヘモグロビンと呼ばれるたんぱく質が含まれており、肺で酸素と結合し、全身に酸素を運んでいる。また、肺で二酸化炭素を放出する役割も担っている。
赤血球が減少すると、この酸素を運ぶ力も弱まるため、貧血の原因に。逆に赤血球の数が多すぎると、赤血球増多症などになり、血管が詰まりやすくなるため心臓発作や脳卒中のリスクが高まる。

赤血球AE3803のキャラクター

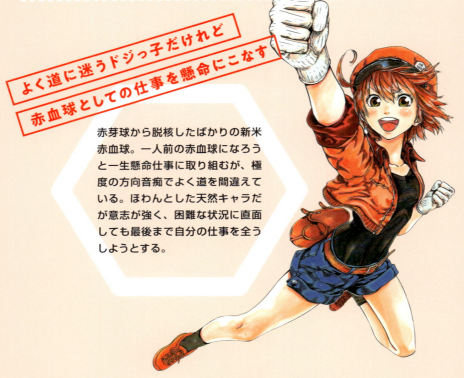

よく道に迷うドジっ子だけれど
赤血球としての仕事を懸命にこなす

赤芽球から脱核したばかりの新米赤血球。一人前の赤血球になろうと一生懸命仕事に取り組むが、極度の方向音痴でよく道を間違えている。ほわんとした天然キャラだが意志が強く、困難な状況に直面しても最後まで自分の仕事を全うしようとする。

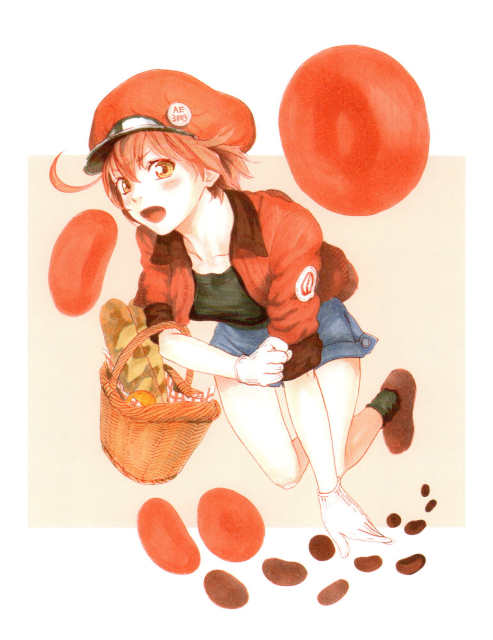

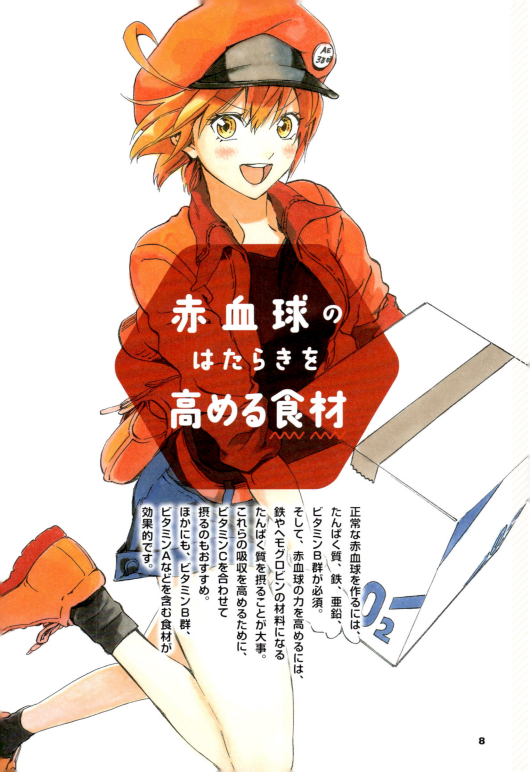

赤血球のはたらきを高める食材

正常な赤血球を作るには、たんぱく質、鉄、亜鉛、ビタミンB群が必須。
そして、赤血球の力を高めるには、鉄やヘモグロビンの材料になるたんぱく質を摂ることが大事。
これらの吸収を高めるために、ビタミンCを合わせて摂るのもおすすめ。
ほかにも、ビタミンB群、ビタミンAなどを含む食材が効果的です。

各食材のはたらき

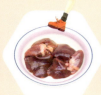

鶏レバー
鉄などのミネラルをたっぷり含むため、貧血予防に。アミノ酸も豊富

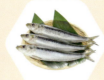

いわし
ビタミン、DHA・EPAが豊富。良質なたんぱく質も摂ることができる

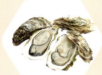

かき
亜鉛の含有率がさまざまな食材の中でトップ級。鉄や銅なども豊富に含まれる

あさり
たんぱく質（アミノ酸）、ミネラルが豊富。肝機能の向上にも効果がある

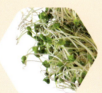

ブロッコリースーパースプラウト
ブロッコリーの新芽で、スルフォラファンを最も多く含む食材

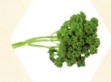

パセリ
ビタミンCなどの抗酸化物質が豊富。鉄の含有率は野菜の中でもトップ級

切り干し大根
大根の水分を抜いたぶん、凝縮されて栄養価がアップ。とくに鉄、カルシウムが豊富

ごま
ごま特有の微量成分で抗酸化力を持つゴマリグナンを多く含む。亜鉛、銅も豊富

高野豆腐
たんぱく質、食物繊維が豊富。レジスタントプロテインという食物繊維の作用のあるたんぱく質を含む

バジル
ビタミンC、ビタミンAを含み、抗酸化力が高い

にんにく
ビタミンB群が豊富。疲労回復や抗菌作用のあるアリシンを含む

**スーパーの焼き鳥でもOK！
レバーで手軽に鉄やミネラルを取り入れて**

鶏レバーとししとうの
焼き鳥どんぶり

材料…2人分

鶏レバー
（または市販の焼き鳥）……180g
卵……2個
酒……小さじ1
ししとう……8本

A［めんつゆ（3倍濃縮）……小さじ2
　　水……60ml
焼き鳥のたれ……小さじ2
温かい雑穀ご飯……300g
白すりごま……大さじ1
七味とうがらし……適量
ごま油……大さじ1

作り方

① 卵はボウルに入れて溶きほぐし、酒を加えて混ぜ合わせる。フライパンに
　ごま油の半量を熱し、炒り卵を作る。

② ししとうは縦に切り込みを入れる。鍋にAとともに入れて火にかけ、中に
　火が通るまで煮る。

③ フライパンにもう半量のごま油を熱し、鶏レバーを焼く。火が通ったら焼
　き鳥のたれを絡める。焼き鳥を使う場合は、串からはずし、電子レンジな
　どで温める。

④ 器に雑穀ご飯と①、②、③を盛り、すりごま、七味とうがらしをふる。

Chapter 01 赤血球

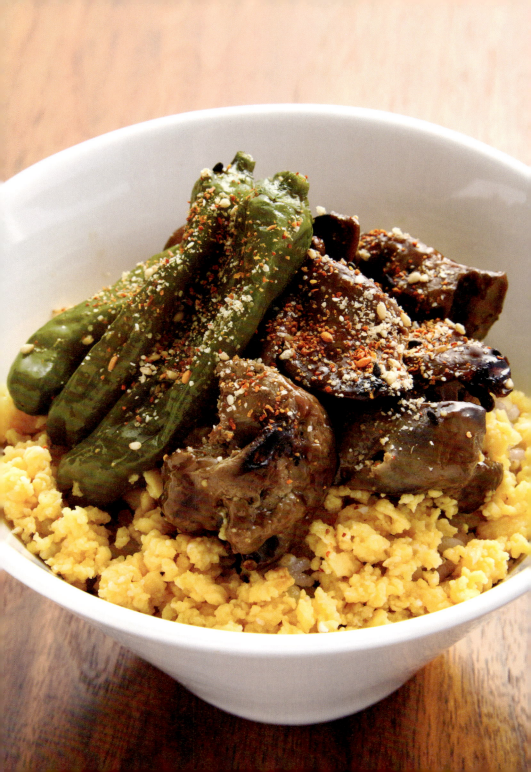

（ あさりの栄養成分やうまみが溶け出た
スープごとおいしく食べよう！ ）

具だくさん
クラムチャウダー

材料… 2人分

あさり（殻付き）……150〜180g
水……300ml
じゃがいも……1個
玉ねぎ……1/2個
にんじん……1/3本
オリーブオイル……適量

オーツミルク
（無糖、または無糖の
アーモンドミルク）……300ml
野菜ブイヨン（固形）……1個
塩、こしょう……各適量
パセリ……適量

作り方

①あさりは砂抜きをしておく。鍋に水を入れて沸かし、あさりを
　1分ゆでて取り出す。ゆで汁は取っておく。
②じゃがいも、玉ねぎ、にんじんは1cm角に切る。
③鍋にオリーブオイルを熱し、②を炒める。油が回ったら、あさ
　りのゆで汁とオーツミルク、野菜ブイヨンを加え、15分ほど煮る。
④あさりを加え、塩、こしょうで味をととのえ、みじん切りにし
　たパセリを加える。

Chapter 01　赤血球

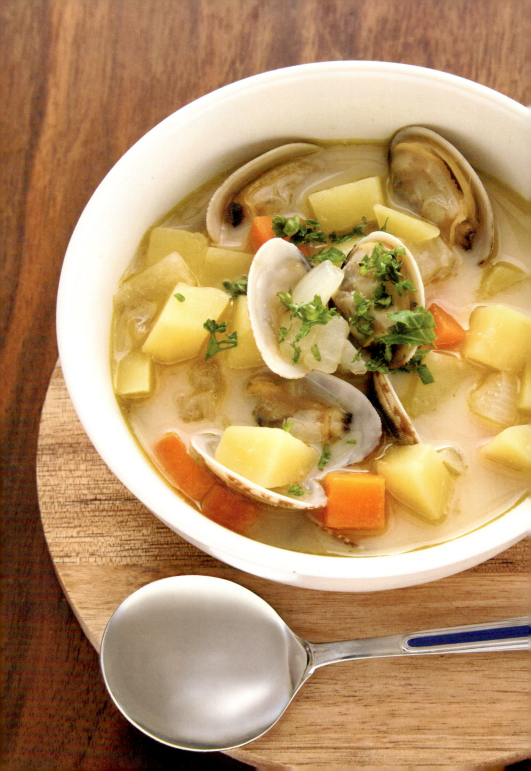

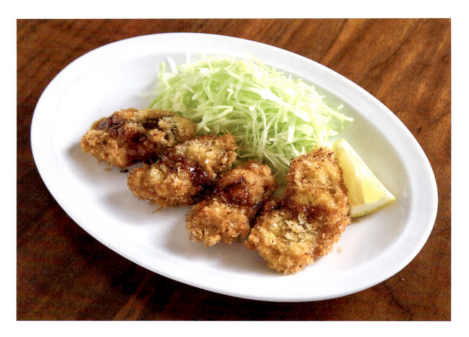

Recipe 03 ……… Fried oysters

(かきは赤血球を作るもとになる亜鉛が豊富な食材！)

かきフライ

材料 … 2人分

かき……8粒
薄力粉……適量
卵……1個
パン粉……適量
オリーブオイル（揚げ油）……適量
キャベツ……適量
レモン……1/8個
ウスターソース……適宜

作り方

① ボウルに水を半分くらいまで入れ、塩大さじ1（分量外）を加えて混ぜ、かきを入れてふり洗いする。水分をキッチンペーパーで拭き取る。
② かきに薄力粉、溶きほぐした卵、パン粉の順にまぶす。
③ 鍋にオリーブオイルを1〜2cmの深さまで入れて170℃に熱し、きつね色になるまで②を揚げる。
④ 器にせん切りにしたキャベツ、③を盛り、半分に切ったレモンを添える。お好みでソースをかける。

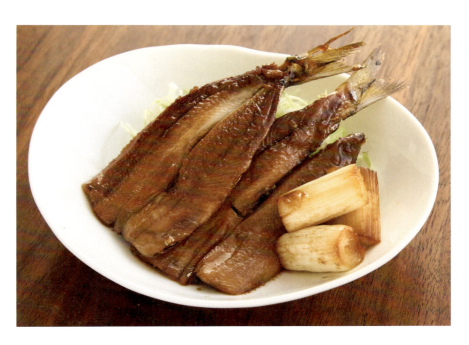

ビタミンDやEPA、DHAが豊富ないわしを
簡単に美味しく！

いわしのかば焼き

材料…2人分

いわし……4尾
長ねぎ……1/2本
しょうゆ……大さじ1
酒……大さじ1
みりん……大さじ1
オリーブオイル……大さじ1

作り方

① いわしは手開きにし、はらわたを洗い、背びれと腹骨を取る。長ねぎは3㎝長さに切る。
② フライパンにオリーブオイルを熱し、いわしの皮目を下にして2分ほど焼く。裏返して長ねぎ、しょうゆ、酒、みりんを加えて煮詰めながらいわしに火を通す。器に、せん切りにしたキャベツ（分量外）とともに盛る。

Recipe 05 ……… Shabu-shabu with sesame paste

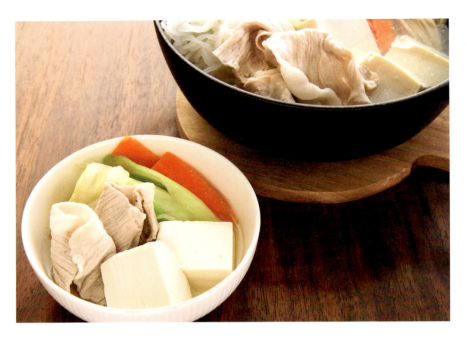

豚肉でたんぱく質とビタミンB₁を摂取！
ゴマリグナンや亜鉛が豊富なごまだれで召し上がれ

しゃぶしゃぶ
ねりごまだれ

材料…2人分

豚もも肉
（しゃぶしゃぶ用、ヒレ肉、
ロース肉でも）……200g
長ねぎ……2本
白菜……1/4個
にんじん……1/3本
えのきだけ……1/2株
しらたき……100g
絹ごし豆腐……60g
だし昆布……5cm角のもの1枚

〈ねりごまだれ〉
白ねりごま……大さじ4
しょうゆ……大さじ1
きび砂糖……大さじ1
酢……大さじ1
ごま油……大さじ1

作り方

① 鍋にだし昆布と水適量（分量外）を入れて火にかける。沸騰する直前に昆布を取り出す。
② 長ねぎ、白菜、にんじん、えのきだけ、しらたき、絹ごし豆腐は食べやすい大きさに切る。
③ 長ねぎと白菜を①に加え、火が通ったらにんじん、えのきだけ、しらたき、絹ごし豆腐を加える。火が通ったら、豚肉を加える。
④ ねりごまにしょうゆ、きび砂糖、酢、ごま油を混ぜてごまだれを作り、鍋に添える。

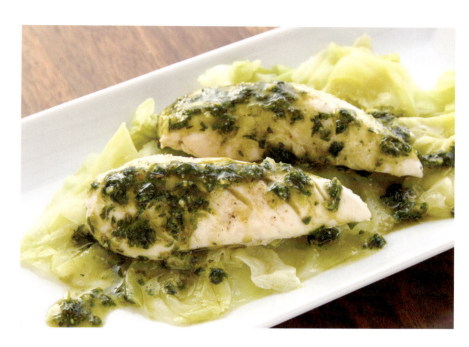

> ビタミン豊富で抗酸化力の高いバジルは
> ソースにすればたっぷり食べられる

鶏ささみオイル蒸し
ジェノベーゼソース添え

材料…2人分

鶏ささみ……250g
レタス(またはキャベツ)……適量
オリーブオイル……大さじ1
水……50ml
〈ジェノベーゼソース〉
オリーブオイル……100ml
松の実……35g
バジルの葉……25〜30g
にんにく……1片
粉チーズ(あればパルミジャーノ・レッジャーノ)……大さじ2
塩、こしょう……各適量

作り方

① 鶏肉は筋を取り、包丁で斜めに数本切り込みを入れる。
② フライパンにレタスを広げ入れ、上に①を置いて、こしょうをふる。オリーブオイル、水を加え、ふたをして中火で10分加熱する。
③ ジェノベーゼソースを作る。オリーブオイル、松の実、バジルの葉、にんにく、粉チーズをフードプロセッサーにかける。なめらかになったら塩、こしょうを加えて味をととのえる。
④ ②を器に盛り、③をかける。

Chapter 01　赤血球

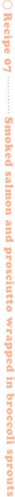

Recipe 07 .... Smoked salmon and prosciutto wrapped in broccoli sprouts

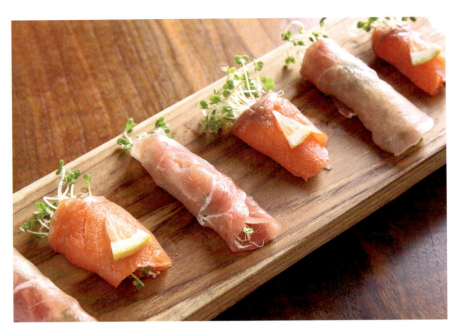

(巻くだけで簡単！ ブロッコリースプラウトは
おつまみにもぴったり)

スモークサーモン＆生ハムの
ブロッコリースーパースプラウト巻き

材料 … 2人分

スモークサーモン……100g
生ハム……100g
ブロッコリースーパー
スプラウト……50g
レモン……適量

作り方

① スモークサーモンと生ハムでそれぞれブロッコリースーパースプラウトを巻く。
② 薄切りにしたレモンをのせる。お好みで黒こしょうをふっても美味しい。

Chapter 01　赤血球

18

Recipe 08 ……… Shellfish bowl

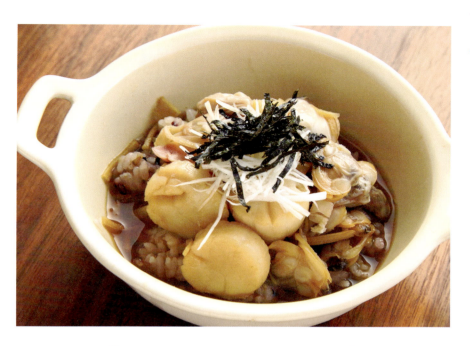

貝のうまみと栄養が染みわたる
たんぱく質たっぷりのぜいたくどんぶり

貝づくし どんぶり

材料 … 2人分

あさり（殻付き）……150g
はまぐり（殻付き）……200g
ほたて（貝柱）……100g
長ねぎ……1/2本
しょうが……1片
だし汁……100ml
しょうゆ……大さじ1
酒……大さじ1
みりん……大さじ1
温かい雑穀ご飯……300g
白すりごま……大さじ1
きざみのり……適量

作り方

① あさりとはまぐりは砂抜きしておく。長ねぎとしょうがはせん切りにする。
② 鍋にだし汁、しょうゆ、酒、みりんを入れて火にかけ、あさり、はまぐり、ほたて、しょうがを入れて貝の口が開くまで煮る。
③ 雑穀ご飯に白すりごまを混ぜ合わせ、器に半量ずつ入れる。殻を取り除いた②を盛って、長ねぎときざみのりをのせる。

Chapter 01　赤血球

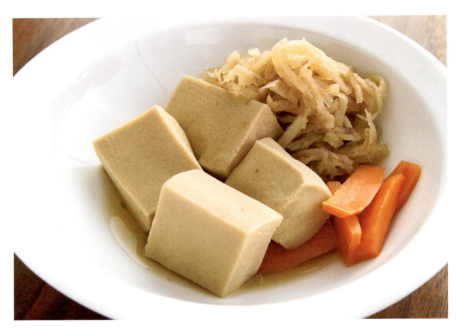

> たんぱく質と食物繊維を一度に摂れる
> 高野豆腐のおかずは常備菜にも

高野豆腐と切り干し大根の うま煮

材料…2人分

高野豆腐……35g
にんじん……1/3本
切り干し大根……35g
だし汁……200ml
しょうゆ……大さじ1
酒……大さじ1
みりん……大さじ1
削り節……ひとつまみ

作り方

① 高野豆腐と切り干し大根は水に浸して戻し、水気を絞り、食べやすい大きさに切る。にんじんは4㎝長さの拍子木切りにする。
② 鍋にだし汁、しょうゆ、酒、みりん、削り節を入れて火にかける。沸いたら高野豆腐、にんじん、切り干し大根を加えて煮る。

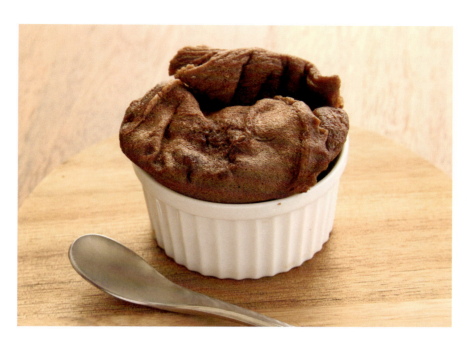

Recipe 10 ········ Pure cocoa protein cake

> プロテインパウダーをプラスして
> たんぱく質たっぷりのおやつに！

ピュアココア
プロテインケーキ

材料 … 2人分

卵……2個
無添加プロテインパウダー……大さじ2
純ココアパウダー……大さじ1
きび砂糖……大さじ1
ベーキングパウダー……8g
水……50ml
アーモンドミルク
（無糖、無糖のオーツミルクなどでも可）
……100ml

作り方

① 卵はボウルに割り入れて溶きほぐす。残りのすべての材料を加えて、よく混ぜ合わせる。
② 耐熱容器2つに同量ずつ①を流し入れる。ラップはかけずに電子レンジ（600W）で4分加熱する。

Chapter 01　赤血球

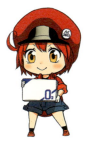

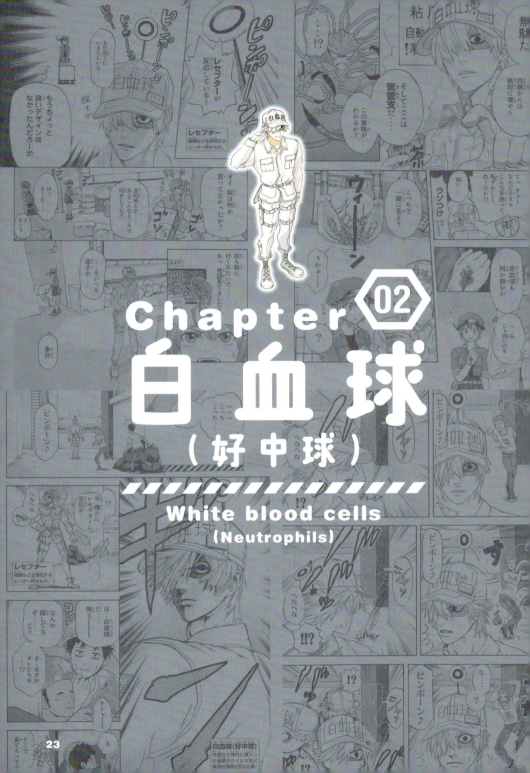

Chapter 02
白血球
（好中球）

White blood cells
(Neutrophils)

23

白血球（好中球）のはたらき

白血球のひとつで、体の中に侵入したウイルスや真菌などの病原体から体を守る役割を担っている好中球。かつては、細菌やウイルス、真菌などの病原体を「パクッ！」と飲み込んでやっつける細胞として知られていたが、最近の研究で、病原体と戦うだけでなく、いろいろな「武器」を作り出したり、血管の外に「遊走」したり、さらには血管の中にまた戻ってきてはたらくことがわかっている。ちなみに好中球は、体を守る免疫細胞「好塩基球」や「好酸球」の仲間。

白血球（好中球）U-1146のキャラクター

優しい性格で律儀な一面もあるが
細菌やウイルスは容赦なく排除

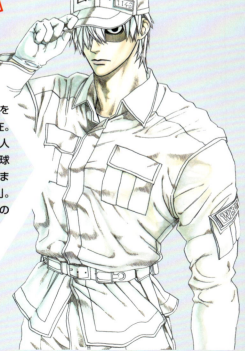

体内に侵入した細菌やウイルスを撃退するのが仕事の殺し屋的存在。クールな見た目に反して優しい人柄で、よく遭遇するドジな赤血球AE3803をついサポートしてしまう。決めゼリフは「ばいばい菌だ」。細菌やウイルスの侵入は、後頭部のレセプターが教えてくれる。

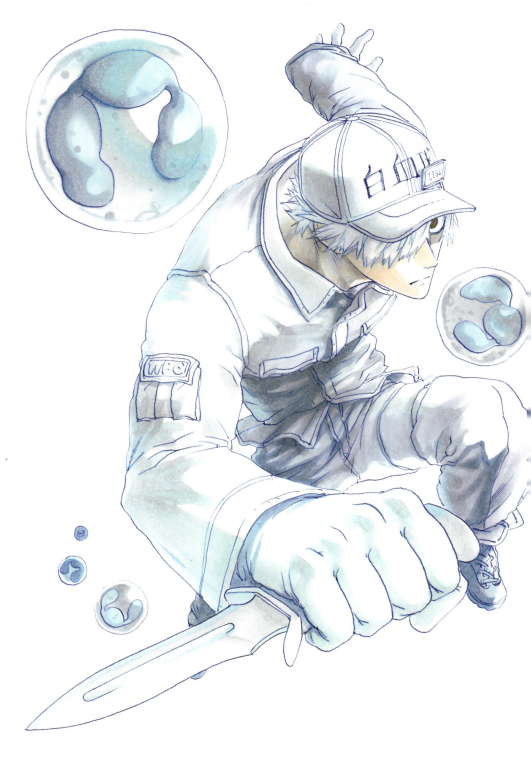

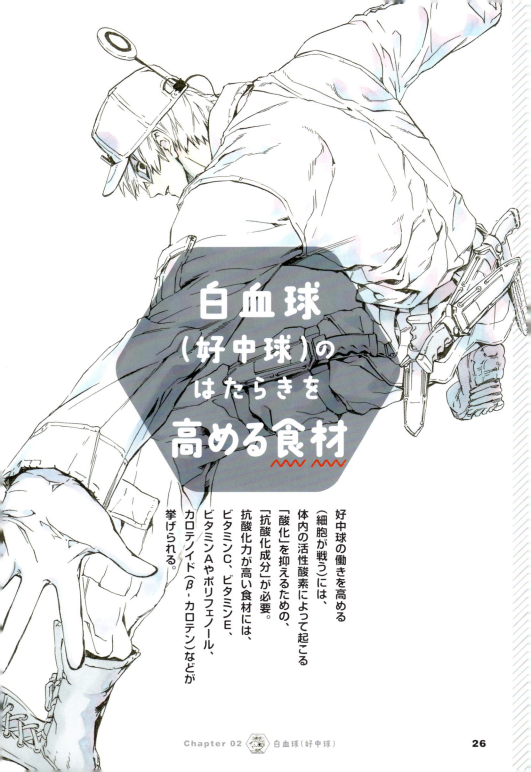

白血球（好中球）のはたらきを高める食材

好中球の働きを高める（細胞が戦う）には、体内の活性酸素によって起こる「酸化」を抑えるための、「抗酸化成分」が必要。抗酸化力が高い食材には、ビタミンC、ビタミンE、ビタミンAやポリフェノール、カロテノイド（β‐カロテン）などが挙げられる。

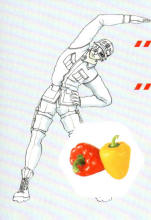

各食材のはたらき

パプリカ

抗酸化力の高いビタミンCとβ-カロテンが豊富に含まれる

にんじん

β-カロテンの含有量が、すべての野菜の中でもトップクラス

ブロッコリー

ビタミンCの含有量が非常に高い野菜。新芽にはスルフォラファンも豊富に含まれている

カリフラワー

ビタミンCが豊富。抗酸化力が高く、抗加齢医学会でも「抗加齢野菜」と呼ばれる

パセリ

ビタミンC、β-カロテンが豊富で、抗酸化力の高さでは群を抜いている

アスパラガス

ビタミンA、B-カロテンが豊富に含まれ、免疫力向上が期待できる

アーモンド

抗酸化力の高いビタミンEが豊富。悪玉コレステロールを減らす働きも

キウイ

ビタミンC、β-カロテンが豊富。風邪予防効果や抗酸化力がある

抹茶

抗酸化力の高いビタミンE、カテキン（ポリフェノールの一種）が豊富。殺菌・抗菌効果も

のり

β-カロテンが豊富。ビタミンやミネラルなど微量栄養素もたっぷり

みそ
抗酸化力のあるリノール酸やサポニンが多く含まれる

Chapter 02　白血球（好中球）

> パプリカのビタミンCとβ-カロテンが豊富
> 強力な抗酸化パワーで好中球が活発に

パプリカたっぷり パエリア

材料 … 2人分

あさり（殻付き）……100g
赤パプリカ……1個
黄パプリカ……1個
玉ねぎ……1/2個
鶏むね肉……80g
えび……100g
にんにく……1片

雑穀米……1合
熱湯……400ml
オリーブオイル……大さじ2
コンソメスープの素……小さじ1
サフランパウダー……ひとつまみ
塩、こしょう……各適量
レモン……1/2個

作り方

①あさりは砂抜きしておく。パプリカは5mm幅×6cm長さに、玉ねぎはみじん切りにする。鶏むね肉は一口大に切り、えびは殻をむいて背わたを取る。にんにくは薄切りにする。レモンはくし形切りにする。

②フライパンにオリーブオイルとにんにくを熱し、にんにくの香りがしてきたら鶏肉を入れて炒める。肉の色が変わったらパプリカ、玉ねぎを加えてさらに炒める。えびを加え、色が変わったらえびとパプリカは取り出しておく。

③②のフライパンに雑穀米、熱湯、コンソメ、サフランを入れてさっと混ぜ、塩、こしょうで味をととのえて強火にする。沸騰したら弱火にし、あさりを加えてふたをして15分ほど加熱する。

④ふたを取り、えびとパプリカを戻し入れ、15秒ほど加熱し、水分をとばす。

⑤取り皿に分けて盛り、レモンを添える。

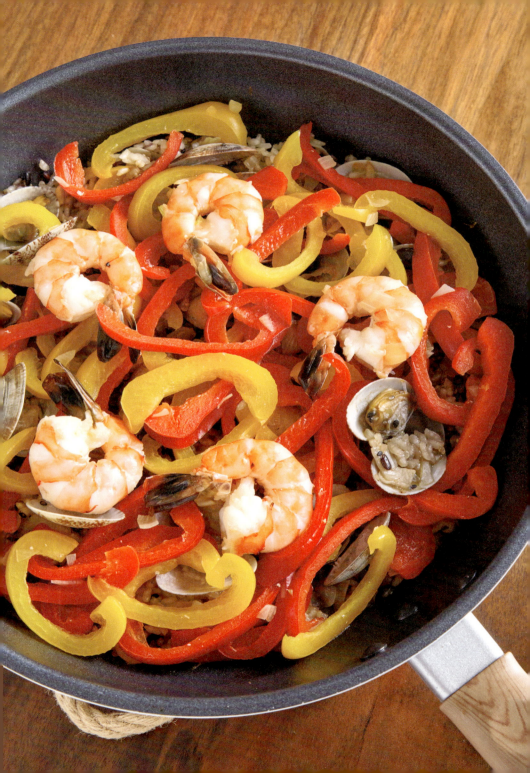

（みそに含まれるリノール酸やサポニンには
抗酸化の力あり！　イソフラボンもたっぷり）

具だくさん
豚汁

材料…2人分

ごぼう……1/2本
にんじん……1/3本
しいたけ……4個
こんにゃく……1/4枚
長ねぎ……1本
里いも……2個

絹ごし豆腐……1/2丁
豚ヒレ肉（またはもも肉）……150g
オリーブオイル……大さじ1
水……600ml
和風だしの素……大さじ1
みそ……大さじ2〜3

作り方

①ごぼうは5㎜厚さの斜め切りにする。にんじんは5㎜厚さの半
月切りにする。しいたけは半分に、こんにゃくは7㎜厚さに切る。
長ねぎは小口切りにする。
里いも、豆腐、豚肉は食べやすい大きさに切る。

②鍋にオリーブオイルを熱し、豚肉を炒める。色が変わったらご
ぼう、にんじん、しいたけ、こんにゃく、里いもを加えて炒める。

③全体に油が回ったら水、だしの素を加え、15〜20分煮込む。

④野菜に火が通ったら火を止めてみそを溶き入れ、豆腐と長ねぎ
を加える。

Chapter 02　白血球（好中球）　**30**

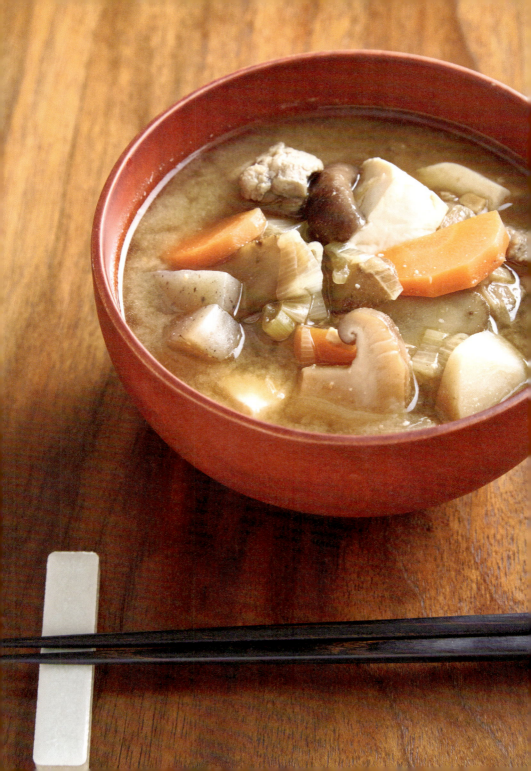

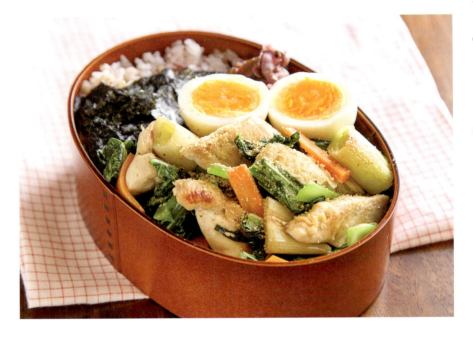

Recipe 13 .... High-class seaweed lunch box

β-カロテン豊富で微量栄養素たっぷりの
のりはお弁当にも！

高級のり弁当

材料…2人分

雑穀米……1合
鶏ささみ肉……200g
にんじん……1/3本
小松菜……1/2束
長ねぎ……1本
卵……2個
焼きのり……2枚
ごま油……大さじ1
白すりごま……大さじ1
塩、こしょう……各適量
お好みのお漬物……適量

作り方

① 雑穀米は炊飯器で炊いておく。鶏ささみは筋を取り、3㎝幅の斜め切りにする。にんじんは3㎝長さの短冊切りにする。小松菜、長ねぎは3㎝長さに切る。
② ゆで卵を作る。卵は冷蔵庫から出して室温に戻しておく。鍋に水をたっぷりと入れて火にかけ、沸騰したら塩ひとつまみを加え、卵を入れる。8分ゆでて、氷水に取る。
③ フライパンにごま油を入れて熱し、鶏ささみを5分ほど炒める。にんじん、小松菜、長ねぎを加えて火が通るまで炒め塩、こしょうで味をととのえる。
④ お弁当箱に温かいご飯を入れ、ちぎった焼きのりをのせる。殻をむいて半分に切ったゆで卵、③を盛りつける。③にすりごまをふり、漬物を添える。

Chapter 02　白血球（好中球）

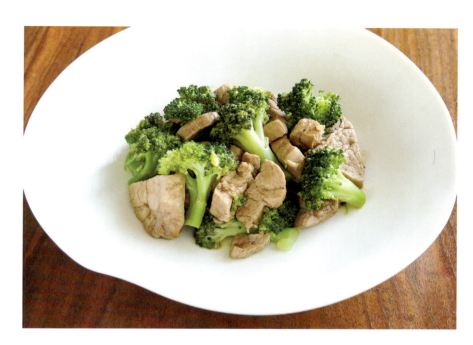

> ブロッコリーのビタミンCは100gあたり100mg！
> 一日あたりの必要量を効率よく摂れる

ブロッコリーと豚肉の
オイスターソース炎め

材料 … 2人分

- ブロッコリー……1株
- 豚ヒレ肉（またはもも肉）……200g
- ごま油……大さじ2
- しょうゆ……大さじ1弱
- 酒……大さじ1
- オイスターソース……小さじ2

作り方

① ブロッコリーは小房に分け、茎は硬い部分を取り除き、食べやすい大きさに切る。豚肉は3cm四方に切る。
② フライパンにごま油を熱し、豚肉を入れて炒める。色が変わってきたらしょうゆ、酒、オイスターソースを加える。ブロッコリーを入れて全体をさっと混ぜ、ふたをして火が通るまで加熱する。途中、ときどきフライパンをふる。
③ 火が通ったらふたを取り、水分を少しとばす。

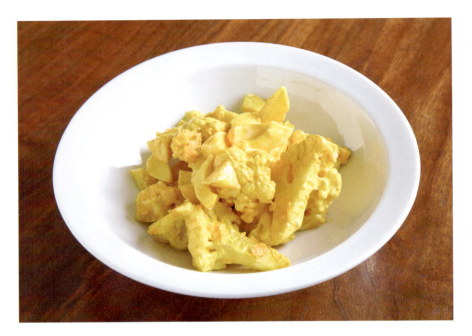

> 抗酸化パワーが絶大なカリフラワーは
> 「抗加齢野菜」の通称も

カリフラワーと卵の
カレーソースあえ

材料…2人分

カリフラワー……1/2株
卵……2個
マヨネーズ……大さじ3
ターメリックパウダー……小さじ1
こしょう……適量

作り方

① カリフラワーは小房に分けて1～2cm角に切る。鍋に水をたっぷりと入れて火にかけ、沸騰したら塩ひとつまみ（分量外）を加え、カリフラワーを2～3分ゆで、水気を切る。
② ゆで卵を作る。卵は冷蔵庫から出して室温に戻しておく。鍋に水をたっぷりと入れて火にかけ、沸騰したら塩ひとつまみ（分量外）を加え、卵を入れる。12分ゆでて、氷水に取る。殻をむいて1cm角に切る。
③ ボウルに①、②、マヨネーズ、ターメリックパウダーを入れこしょうをふってよくあえる。

Recipe 16 .... Asparagus wrapped in pork

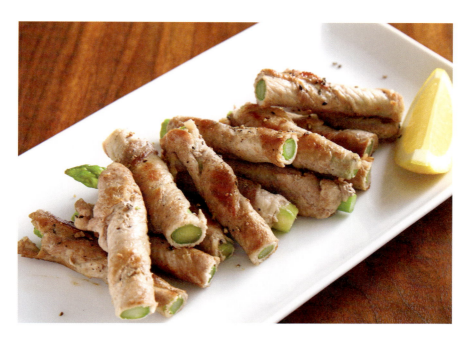

豚肉のビタミンB₁とアスパラに含まれる
アスパラギン酸でダブルの疲労回復効果

アスパラガスの豚肉巻き

材料…2人分

豚もも肉（薄切り）……200g
アスパラガス……10本
オリーブオイル……大さじ2
塩、こしょう……各適量
黒こしょう……適宜

作り方

① アスパラに豚肉を端から巻きつける。
② フライパンにオリーブオイルを熱し、①を焼く。火が通ったら塩、こしょうをふる。
③ 5〜6cmの長さに切って皿に盛り、お好みで黒こしょうをふる。レモンをかけても美味しい。

35　　　Chapter 02　白血球（好中球）

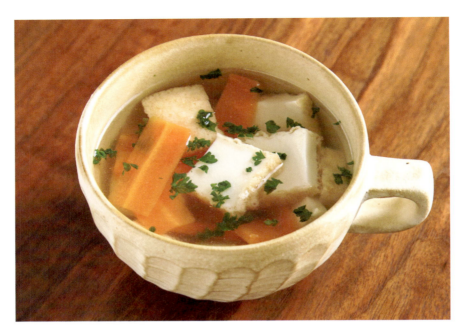

> にんじんとパセリのβ-カロテンコンビのスープ
> パセリの香りに食欲増進効果も

にんじんパセリ厚揚げ おかずスープ

材料…2人分

にんじん……1本
厚揚げ……1/2枚
パセリ……適量
水……600ml
コンソメスープの素……小さじ1
塩、こしょう……各適量

作り方

① にんじんは4cm長さの短冊切りにする。厚揚げは熱湯をかけて油抜きをし、7mm幅に切る。パセリはみじん切りにする。
② 鍋に水とコンソメを入れて火にかけ、煮立ったらにんじんと厚揚げを加えて加熱する。火が通ったらパセリを加える。塩、こしょうで味をととのえる。

Recipe 18 ……… Cauliflower rice fried rice

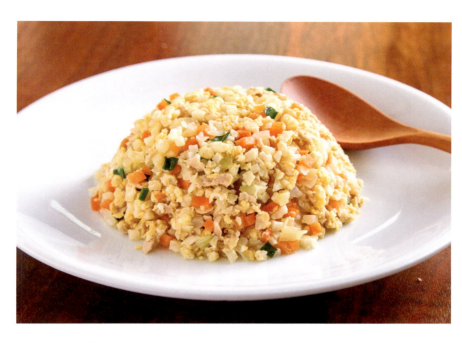

> 米ではなくビタミンCが豊富なカリフラワーで！
> にんじんのβ-カロテンは油で炒めて吸収率がアップ

カリフラワーライス チャーハン

材料…2人分

カリフラワー
（またはカリフラワーライス）……200g
玉ねぎ……1/2個
にんじん……1/3本
青ねぎ……1本
ツナ缶（ノンオイル）……1缶
卵……2個
オリーブオイル……大さじ1
鶏ガラスープの素……小さじ1
塩、こしょう……各適量

作り方

① カリフラワー、玉ねぎ、にんじんはみじん切りにする（フードプロセッサーを使ってもよい）。青ねぎは小口切りにする。
② フライパンにオリーブオイルを熱し、玉ねぎを炒める。透きとおってきたらカリフラワー、にんじんを加える。ツナ缶を缶汁ごと加えて炒める。汁気がとんだら溶きほぐした卵を加え、さらに炒める。
③ 青ねぎ、鶏ガラスープの素、塩、こしょうを加えて混ぜ合わせる。

Recipe 19 ……… Matcha almond pudding

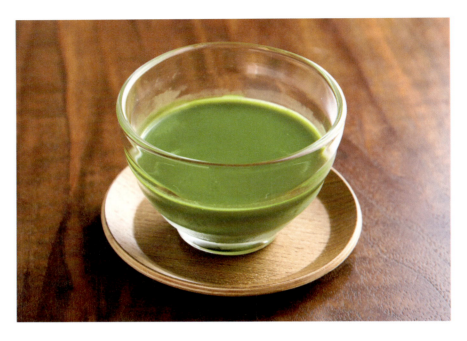

抹茶とアーモンドミルクに含まれる
ビタミンEには、高い抗酸化力あり！

抹茶アーモンドプリン

材料 … 5〜6個分

抹茶……12g
粉ゼラチン……5g
アーモンドミルク
（無糖）……400ml
メープルシロップ……大さじ2

作り方

① 粉ゼラチンは少量のアーモンドミルク（分量外）でふやかしておく。
② 抹茶はふるう。
③ 鍋にアーモンドミルクを入れて火にかける。温まってきたら少量を取り分けて②に加え、ペースト状に練る。
④ ③のアーモンドミルクに①を加えて混ぜながら完全に溶かしたら、ペースト状にした抹茶を加えて弱火〜中火で混ぜながら沸騰しない程度に加熱する。
⑤ 器に入れ、冷蔵庫で冷やし固め、仕上げにメープルシロップをかける。

Chapter 02　白血球（好中球）

Recipe 20 ……… Antioxidant-packed kiwi breakfast bowl

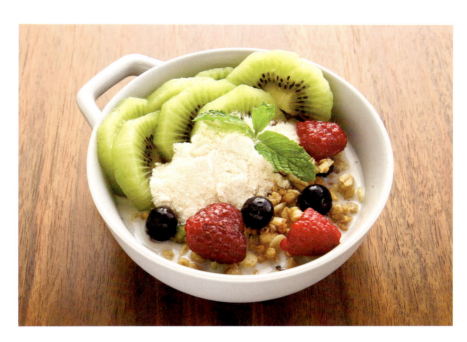

（ ビタミンC、ビタミンE、β-カロテンと
キウイは抗酸化要素が多い果物！ ）

キウイたっぷり抗酸化ブレックファーストボウル

材料… 2人分

キウイ……2個
オーツミルク（無糖）……60ml
たんぱく質が多めのシリアル
（プロテイングラノーラなど）……120g
ラズベリー（冷凍）……6粒
ブルーベリー（冷凍）……6粒
すりごま……大さじ2
無添加プロテインパウダー
（あれば）……大さじ2
ミントリーフ……6枚

作り方

① キウイは皮をむき、5〜7㎜厚さに切る。
② ボウルにオーツミルクとシリアルを入れ、キウイ、ラズベリー、ブルーベリー、すりごま、あればプロテインパウダーを盛りつけ、ミントを飾る。

Chapter 02　白血球（好中球）

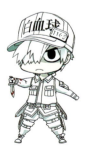

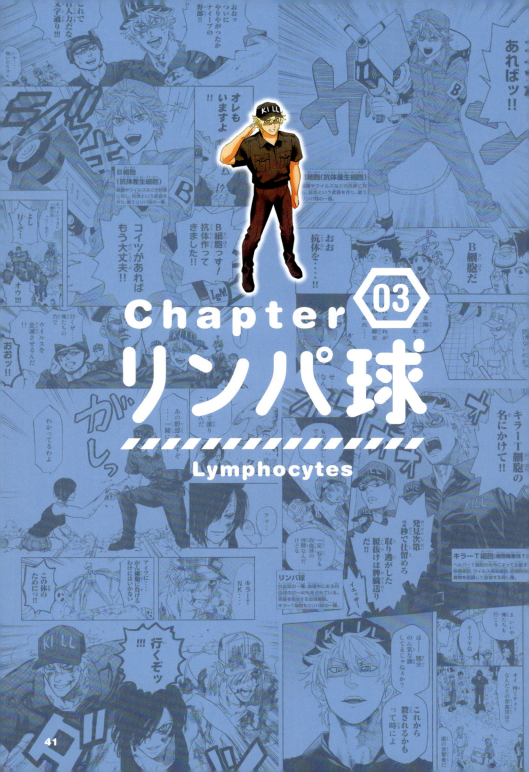

Chapter 03
リンパ球
Lymphocytes

リンパ球のはたらき

「B細胞」「T細胞」「NK（ナチュラルキラー）細胞」といわれるリンパ球もまた白血球の一種で、病原体から体を守る免疫細胞。血液中の白血球の20〜40%を占めている。「T細胞」は病原体などの敵を見つけて認識し、「B細胞」は「T細胞」と協力しながら武器を使って病原体をやっつける。「NK細胞」は全身をパトロールし、病原体を見つけたらその場で直接攻撃する。

※「T細胞」は、「キラーT細胞」「ヘルパーT細胞」「メモリーT細胞」などに分化する。

NK細胞のキャラクター

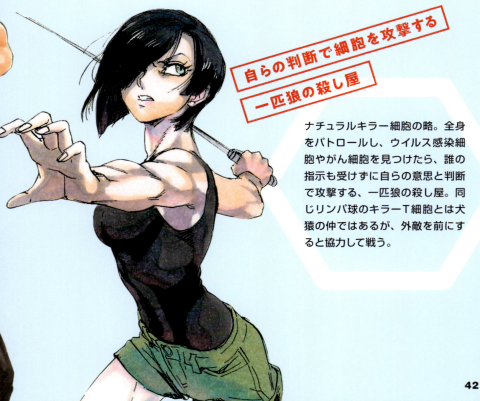

自らの判断で細胞を攻撃する一匹狼の殺し屋

ナチュラルキラー細胞の略。全身をパトロールし、ウイルス感染細胞やがん細胞を見つけたら、誰の指示も受けずに自らの意思と判断で攻撃する、一匹狼の殺し屋。同じリンパ球のキラーT細胞とは犬猿の仲ではあるが、外敵を前にすると協力して戦う。

マッチョなボディで戦う熱血漢 外敵はすべて「KILL」！

別名・細胞傷害性T細胞。ヘルパーT細胞からの指令を受けて出動し、ウイルス感染細胞やがん細胞などと戦っている。プライドが高く、すさまじい情熱をもった努力家。「KILL」と書かれたキャップと黒ずくめのスタイルが特徴的。

キラーT細胞のキャラクター

B細胞のキャラクター

免疫細胞の一種で、細菌やウイルスが体内に侵入した際に、抗原データ（体に免疫応答を引き起こす物質）をもとに、抗体を作り出して攻撃。楽天的で、持ち上げるとその気になるお調子者。抗原データを持つ記憶細胞と行動を共にする。

抗体という武器を作り出し どんなウイルスにも立ち向かう！

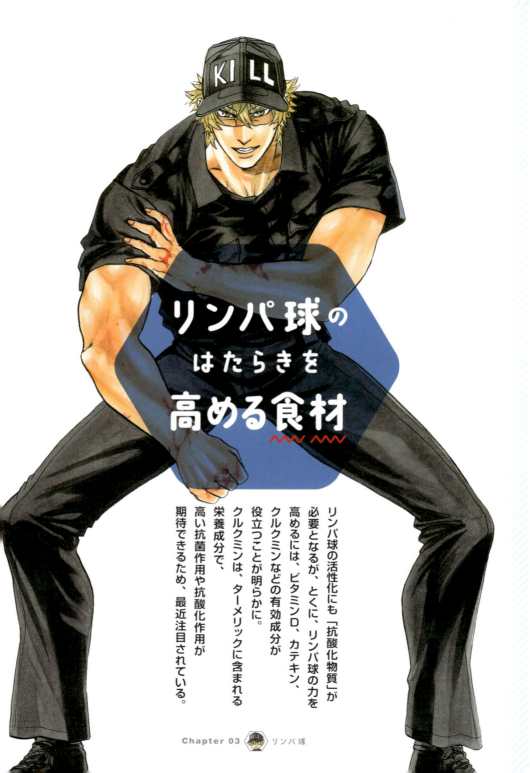

リンパ球のはたらきを高める食材

リンパ球の活性化にも「抗酸化物質」が必要となるが、とくに、リンパ球の力を高めるには、ビタミンD、カテキン、クルクミンなどの有効成分が役立つことが明らかに。クルクミンは、ターメリックに含まれる栄養成分で、高い抗菌作用や抗酸化作用が期待できるため、最近注目されている。

Chapter 03　リンパ球

各食材のはたらき

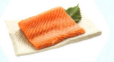

サーモン
ビタミンDと、アスタキサンチンという抗酸化物質が豊富

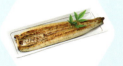

うなぎ
免疫力を高めるビタミンA、疲労回復によいビタミンB群が豊富

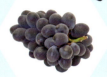

ぶどう
とくに皮に多くポリフェノールが含まれ、高い抗酸化力がある

ベリー類
いちご、ラズベリー、ブルーベリー、ブラックベリーはポリフェノールが豊富

卵
アミノ酸やビタミンDが豊富。抗酸化力のあるビタミンA、ビタミンEも

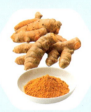

ターメリック（ウコン）
ターメリックの栄養素クルクミンはポリフェノールの一種で抗酸化力がある

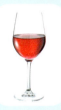

赤ワイン
抗酸化力を持つポリフェノールの一種・レスベラトロールが豊富

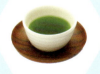

緑茶・抹茶
緑茶、抹茶特有の渋みを作るカテキンは、高い抗酸化力を持つ

純ココア
鉄、亜鉛、カルシウム、銅など、微量栄養素が豊富

ターメリックのクルクミン、クミンのビタミンE
スパイスは抗酸化物質の宝庫

スパイス魚介カレー

材料 … 2人分

あさり（殻付き）……150g
いか……100g
えび……100g
玉ねぎ……1個
しょうが（すりおろし）……1片分
カットトマト缶……1缶
オリーブオイル……大さじ1

A ┌ ターメリックパウダー……小さじ1
　├ クミンパウダー……小さじ1
　└ コリアンダー……小さじ1
鶏ガラスープの素……小さじ1/2
塩、こしょう……各適量
温かい雑穀ご飯……300g

作り方

① あさりは砂抜きしておく。いかはワタと軟骨を取り、2cm幅の輪切りにする。えびは殻をむいて背わたを取る。玉ねぎはみじん切りにする。

② フライパン（または鍋）にオリーブオイルを熱し、しょうがと玉ねぎを炒める。いか、えび、トマト缶、Aを加えて混ぜ、加熱する。煮立ったらあさり、鶏ガラスープの素を加え、ふたをして火が通るまで煮込む。塩、こしょうで味をととのえる。

③ 器に雑穀ご飯と②を盛る。

Chapter 03 リンパ球

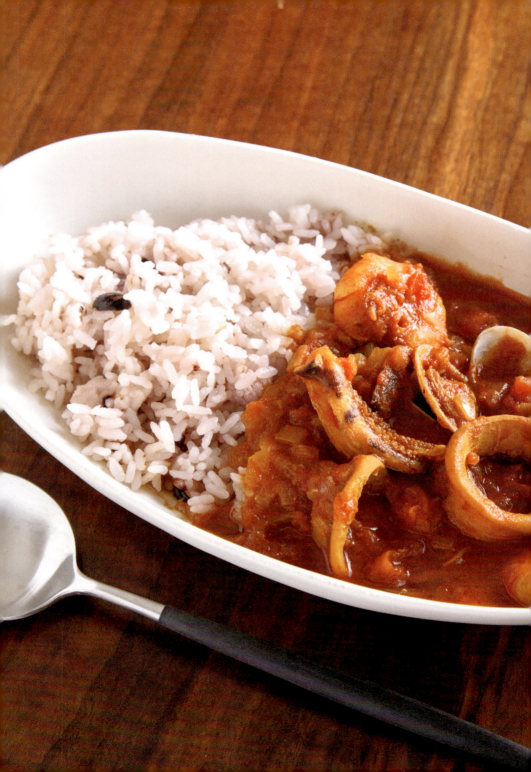

（ うなぎは免疫力を高めるビタミンＡが豊富
食物繊維豊富なのりと組み合わせて! ）

ひつまぶし
ご飯

材料 … 2人分

うなぎの蒲焼き……1枚
卵……2個
酒……小さじ1
オリーブオイル……大さじ1

温かい雑穀ご飯……300g
きざみのり……適量
すりごま……適量

作り方

① うなぎは1〜2cm幅に切る。
② 錦糸卵を作る。卵をボウルに割り入れて酒を加え溶きほぐす。フライパンにオリーブオイルを熱し、卵を薄く流し入れ、表面が乾いてきたら裏返して数秒焼き、取り出す。卵液がなくなるまで同じ工程を繰り返す。薄焼き卵は数枚を重ねて軽く丸め、包丁で細切りにする。
③ 器に雑穀ご飯を入れ、錦糸卵、うなぎをのせ、のり、すりごまをかける。好みで漬物、お吸い物（ともに分量外）を添える。

Chapter 03　リンパ球

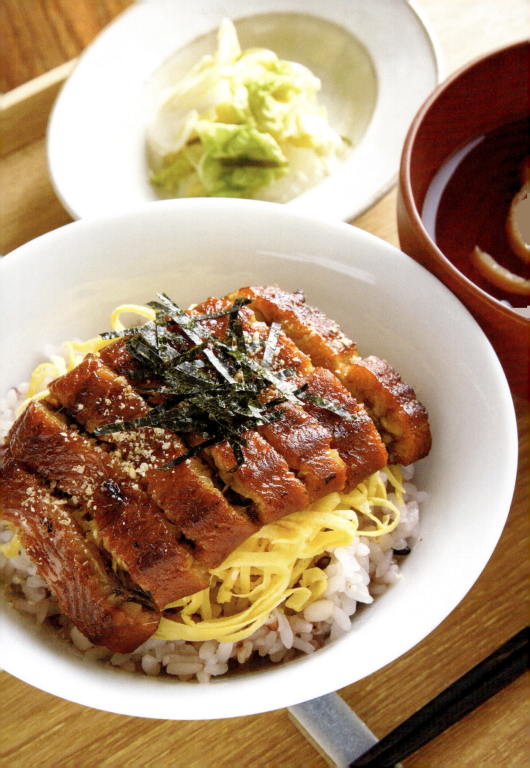

Recipe 23 ……… Salmon steak

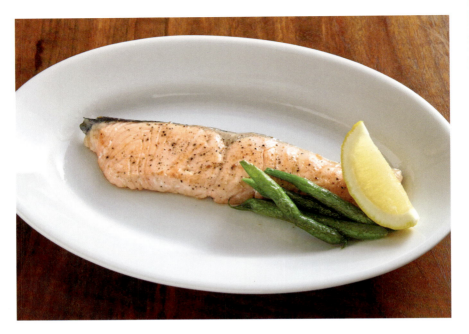

> サーモンはリンパ球の活躍に欠かせない
> 抗酸化物質・アスタキサンチンとビタミンDが豊富

サーモンステーキ

材料…2人分

サーモン……2切れ
いんげん豆……4本
レモン……1/2個
オリーブオイル……大さじ2
塩、粗びき黒こしょう……適量

作り方

① いんげんは斜め半分に切る。レモンは半分に切る。
② フライパンにオリーブオイルを熱し、サーモンを焼く。塩、黒こしょうをふり、焼き色がついたら裏返す。いんげんを加え、ふたをして4分ほど焼く。
③ 器に②を盛り、レモンを添える。

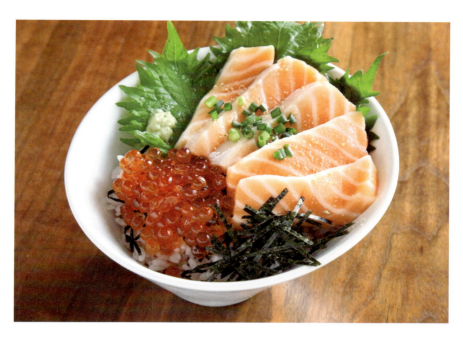

> サーモンの卵のイクラはDHA、EPAが豊富
> 脳細胞の活性化に役立つ

イクラとサーモンの親子丼

材料…2人分

- イクラ……40g
- サーモン（刺身用）……120g
- 温かい雑穀ご飯……300g
- 青ねぎ……2本
- きざみのり……適量
- 青じそ……6枚
- わさび……適量
- すりごま……大さじ1と1/2

作り方

① サーモンは柵の場合は7㎜くらいの厚さに切る。青ねぎは小口切りにする。
② 器に雑穀ご飯を盛って青じそを敷き、イクラ、サーモン、のりをのせ、青ねぎを散らす。
③ わさびをのせ、すりごまをふる。お好みでしょうゆ（分量外）を添える。

Recipe 25 ……… Egg sandwich

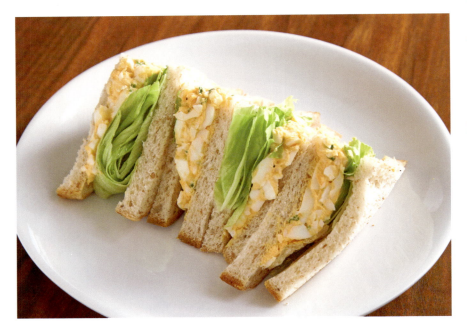

> 良質なたんぱく質が含まれる卵は
> 食物繊維豊富なレタスと組み合わせてバランスよく

たまごサンドイッチ

材料…2人分

卵……4個
ライ麦食パン
（または全粒粉食パン）……4枚
マヨネーズ……大さじ4
こしょう……適量
レタス……適量
パセリ……適量

作り方

① ゆで卵を作る。卵は冷蔵庫から出して室温に戻しておく。鍋に水をたっぷりと入れて火にかけ、沸騰したら塩ひとつまみ（分量外）を加え、卵を入れる。12分ゆでて、氷水に取る。殻をむき、みじん切りにする。
② パセリはみじん切りにする。
③ ボウルに①、②、マヨネーズを入れ、こしょうをふって混ぜ合わせる。
④ 食パンにレタスと③を挟む。

Chapter 03　リンパ球　52

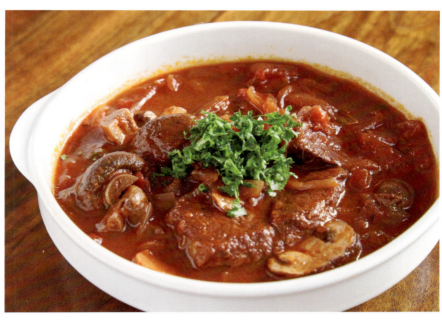

> 赤ワインのレスベラトロールで抗酸化！
> 鉄分豊富な牛肉は脂質が少ないヒレがおすすめ

牛肉の赤ワイン煮

材料…2人分

牛かたまり肉
（あればヒレ肉）……300g
玉ねぎ……1/2個
マッシュルーム……6個
にんにく……1片
カットトマト缶……1缶
赤ワイン……30ml
タイム……少々
塩、こしょう……各適量
オリーブオイル……大さじ1
パセリ……適宜

作り方

① 牛肉は大きめの一口大に切る。玉ねぎは薄切り、マッシュルームは縦半分に切る。にんにくはくし形に4等分する。
② 鍋にオリーブオイルを熱し、にんにくを炒める。香りが立ってきたら玉ねぎを加えてさらに炒める。しんなりとしてきたら牛肉、マッシュルーム、タイムを加える。
③ 牛肉の色が変わってきたらトマト缶、赤ワインを入れて、フタをし、弱火にして1時間煮る。塩、こしょうで味をととのえる。お好みできざんだパセリをふる。

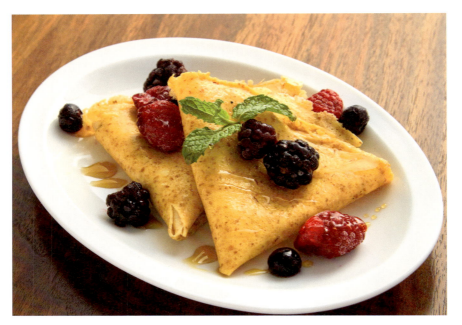

(ビタミン、ミネラルが豊富なベリー類は
美肌効果に期待度大！)

小麦胚芽クレープ

材料 … 24cmのフライパンで約6枚分

無添加プロテインパウダー……大さじ8
小麦胚芽パウダー……大さじ2
卵……3個
オーツミルク
（無糖、または無糖のアーモンドミルク）……
200ml前後
オリーブオイル……大さじ1
ベリー類……適量
※写真はフローズンベリー
メープルシロップ
（またははちみつ）……適量
ミントリーフ……適宜

作り方

① ボウルにプロテインパウダー、小麦胚芽パウダー、卵を入れてホイッパーで混ぜ合わせる。オーツミルクを加え、さらによく混ぜ合わせる。
② フライパンに薄くオリーブオイルを熱し、①の1/6量を流し入れ、フライパンをすばやくまわし、薄く広げる。
③ 表面が乾いてきたら、菜箸とフライ返しを使い、裏面も焼く。残りも同じように焼く。
④ 器に盛り、ベリー類をのせ、メープルシロップをかける。お好みでミントリーフを飾る。

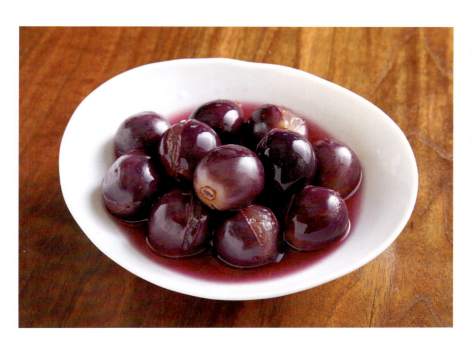

> ぶどうは皮ごとコンポートにすれば、
> ポリフェノールを丸ごと摂れる

ぶどうの
コンポート

材料 … 作りやすい分量

ぶどう……1房
きび砂糖……大さじ1
レモン汁……小さじ1
水……100ml

作り方

① ぶどうは皮付きのまま洗い、小鍋に入れる。
② ①にきび砂糖、レモン汁、水を入れて8分ほど煮込む。粗熱を取り、冷蔵庫で冷やす。

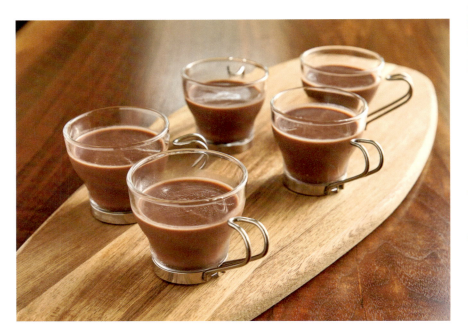

Recipe 29 ……… Pure cocoa pudding

(子どもも喜ぶココアプリンで
有効成分カカオポリフェノールを取り入れる！)

純ココア
プリン

材料 … 作りやすい分量

粉ゼラチン……5g
きび砂糖……大さじ2
純ココアパウダー
……大さじ1と1/2
アーモンドミルク
（無糖）……300ml

作り方

① 粉ゼラチンを少量の水でふやかしておく。
② 鍋にきび砂糖、ココア、アーモンドミルク、①を入れて火にかける。弱火〜中火で沸騰させないように混ぜながら加熱する。
③ ゼラチンが完全に溶けたらカップなどの器に注ぎ入れる。粗熱が取れたら冷蔵庫に入れて3時間ほど冷やし固める。

Chapter 03　リンパ球　56

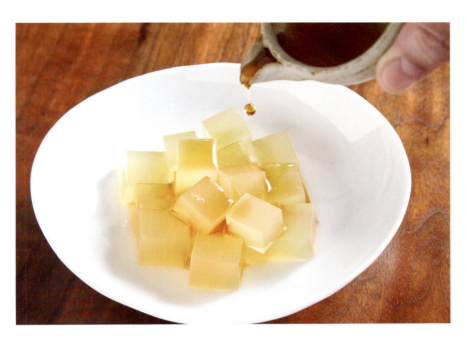

> カテキンが含まれる緑茶は、食物繊維豊富な
> 寒天でゼリーにして2倍おいしく

緑茶ゼリー

材料…作りやすい分量

緑茶茶葉……6g
水……300ml
粉寒天……1.5g
メープルシロップ……適量

作り方

① 小鍋に茶葉と水を入れて火にかけ、沸騰する直前で火を止める。
② ①に粉寒天をかき混ぜながら加え、弱火にかける。沸騰させないように混ぜながら加熱する。
③ 粉寒天が完全に溶けたらバットなどに注ぎ入れる。粗熱が取れたら冷蔵庫で1時間以上冷やし固める。
④ 冷蔵庫から取り出したら、さいの目に切って器に盛り、メープルシロップをかける。

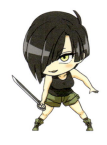

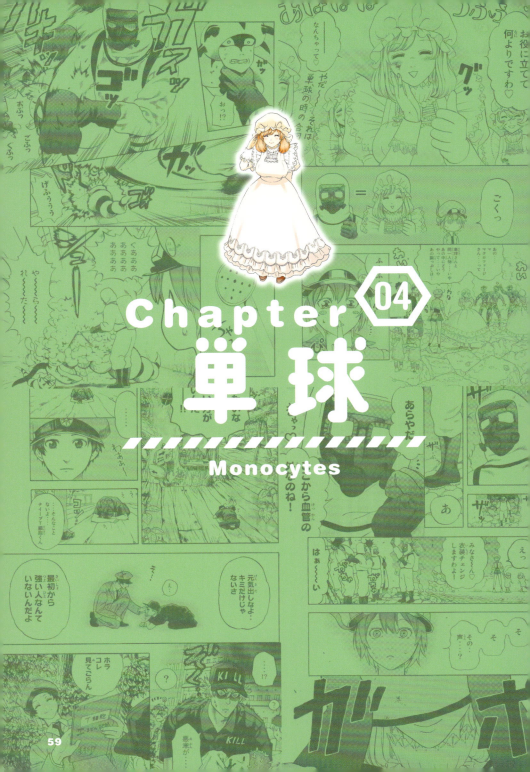

単球のはたらき

白血球の一種で、血液中の白血球の3〜8%を占めている単球。好中球より大きな免疫細胞で、腸の中、骨の中など体のさまざまなところで免疫力を支えている。組織内に感染部位があれば、その炎症に応答して8〜12時間以内に移動していくほか、血管の外に出ると「マクロファージ」に、また、炎症がひどい時には長い手指を持つ「樹状細胞」に分化することもできる。

単球のキャラクター

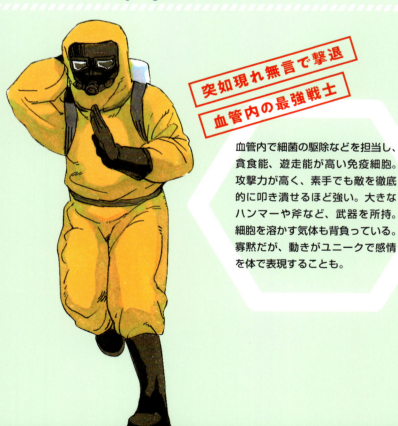

突如現れ無言で撃退

血管内の最強戦士

血管内で細菌の駆除などを担当し、貪食能、遊走能が高い免疫細胞。攻撃力が高く、素手でも敵を徹底的に叩き潰せるほど強い。大きなハンマーや斧など、武器を所持。細胞を溶かす気体も背負っている。寡黙だが、動きがユニークで感情を体で表現することも。

マクロファージのキャラクター

細菌やウイルスなどが侵入した際に、ヘルパーT細胞に情報を伝達する役割。と同時に、侵入した異物を食べて死滅させる殺し屋であり掃除屋。真っ白なフリルたっぷりのドレスを纏い、一見穏やかで優しい雰囲気だが、その殺傷能力は非常に高い。

優雅な佇まいに
優しい笑み
異物は容赦なく叩きのめす

樹状細胞のキャラクター

体内に侵入してきた細菌やウイルス感染細胞などの断片を、抗原情報として免疫細胞たちに伝える役割。T細胞たちを活性化させるのも仕事のひとつで、そのために、これまで記録しておいた過去の写真を見せたり、ばら撒いたりすることも。

活性化のためには手段を選ばない!?
細胞界が恐れる男

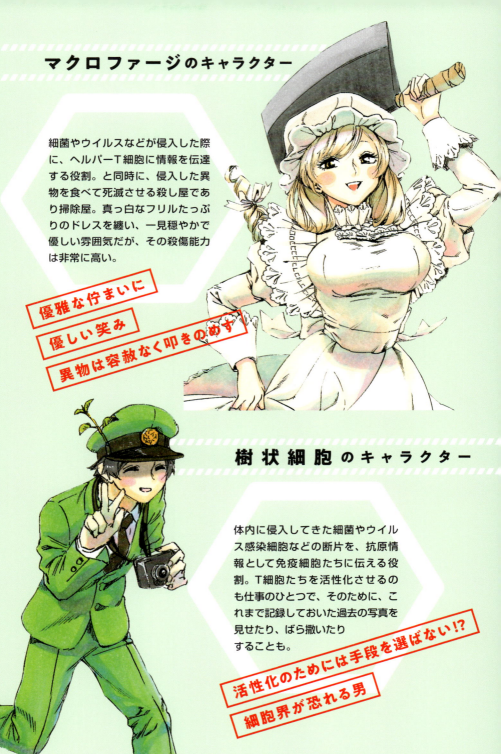

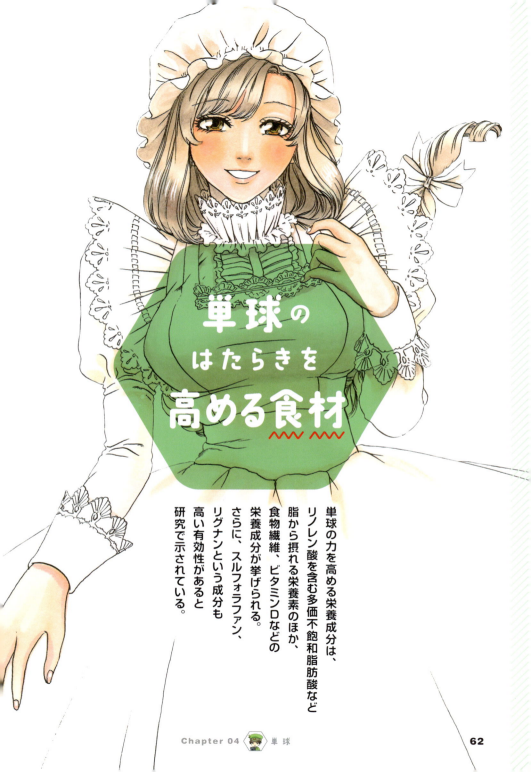

単球のはたらきを高める食材

単球の力を高める栄養成分は、リノレン酸を含む多価不飽和脂肪酸など脂から摂れる栄養素のほか、食物繊維、ビタミンDなどの栄養成分が挙げられる。さらに、スルフォラファン、リグナンという成分も高い有効性があると研究で示されている。

Chapter 04　単球

62

各食材のはたらき

まぐろ
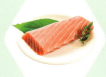
トロにはEPAやDHA、赤身にはたんぱく質（アミノ酸）が豊富

さば
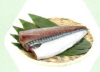
青魚の中でも、特にEPA、DHAが豊富。たんぱく質（アミノ酸）も含まれる

ごま

ごま特有の微量成分で抗酸化力を持つゴマリグナンを含む食材

ブロッコリースーパースプラウト
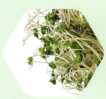
ブロッコリーの新芽で、抗酸化作用のあるスルフォラファンを多く含む

小麦胚芽

食物繊維とビタミンやミネラルなどの微量栄養素が豊富に含まれている

ごぼう

リグニンとイヌリンといった2種類の食物繊維が含まれている

らっきょう
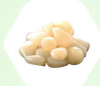
善玉菌のエサとなるプレバイオティクスが豊富に含まれ腸内環境を整える

卵

アミノ酸やビタミンDが豊富。抗酸化力のあるビタミンA、ビタミンEも含む

亜麻仁油
α-リノレン酸やリノール酸が豊富に含まれており、生活習慣病の予防に効果があるとされている

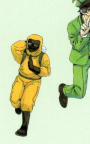

(ソースに使用した漬物は善玉菌のエサとなる
プレバイオティクスが含まれ腸内環境を整える)

えびフライ&
プレバイオティクスソース

材料…2人分

えび……8尾
薄力粉……適量
卵……1個
パン粉……適量
オリーブオイル（揚げ油）……適量
レタス……80g
レモン……1/4個

〈プレバイオティクスソース〉
卵……1個
らっきょう……6粒
柴漬け……15g
パセリ……適量
マヨネーズ……30g
レモンのしぼり汁……小さじ1
黒こしょう……適量

作り方

① プレバイオティクスソースを作る。卵は冷蔵庫から出して室温に戻しておく。鍋に水をたっぷりと入れて火にかけ、沸騰したら塩ひとつまみ（分量外）を加え、卵を入れる。12分ゆでて、氷水に取り、殻をむいてみじん切りにしてボウルに入れる。同じボウルに、粗みじん切りにしたらっきょう、柴漬け、パセリと、マヨネーズ、レモン汁、黒こしょうを入れて混ぜ合わせる。
② えびの背ワタをとって水気を拭き、薄力粉、溶きほぐした卵、パン粉の順にまぶす。
③ 鍋にオリーブオイルを1〜2cmの深さまで入れて170℃に熱し、②をきつね色になるまで揚げる。
④ 器にちぎったレタス、③を盛りつけ、プレバイオティクスソース、2等分したレモンを添える。

Recipe 31 ……… Fried shrimp & prebiotic sauce

Chapter 04 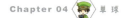 単球

64

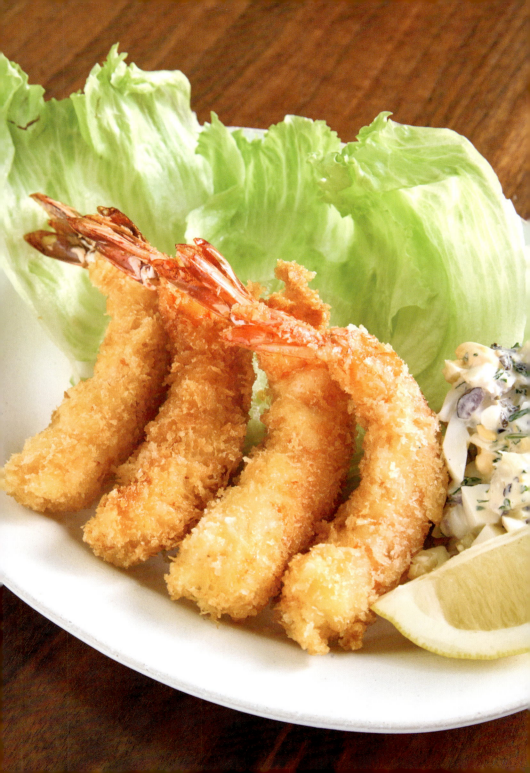

> バジルとスペアミントたっぷりの爽やかソースは
> どんなお肉にかけてもおいしい！

スチームチキン＆ブロッコリースーパースプラウトソース

> 材料…2人分

鶏むね肉……200g
レタス（またはキャベツ）……大きめの葉4枚
オリーブオイル……大さじ1
塩、こしょう……各適量
水……50ml

〈ブロッコリースーパースプラウトソース〉
ブロッコリースーパースプラウト……1パック（50g）
バジルの葉……20g
スペアミントの葉……4g
アーモンドミルク（無糖）……100ml前後
オリーブオイル……大さじ3
酢（あればバルサミコ酢）……大さじ2
レモンのしぼり汁……大さじ1
亜麻仁油……大さじ1
塩、こしょう……各適量

> 作り方

① ブロッコリースーパースプラウトソースを作る。ブロッコリースーパースプラウト、バジル、ミントはみじん切りにする。すべての材料を混ぜ合わせる（ブレンダーやフードプロセッサーにすべての材料を入れて混ぜてもよい）。
② 鶏肉は皮と脂を取り除き、斜めに切り込みを入れ、8×2cm程度に切り分ける。
③ フライパンに、レタスを敷き、上に鶏肉を置く。塩、こしょうとオリーブオイルをふりかけ、火にかける。水を加えてふたをし、10〜12分加熱する。
④ 器に盛り、ブロッコリースーパースプラウトソースをかける。

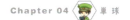

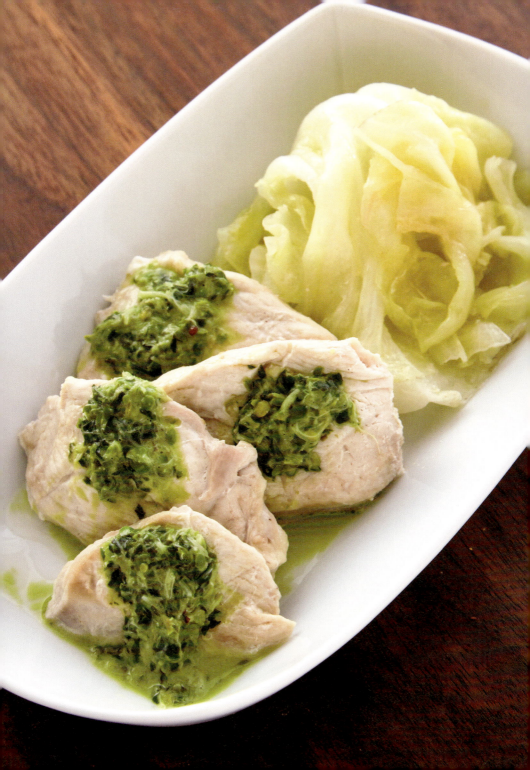

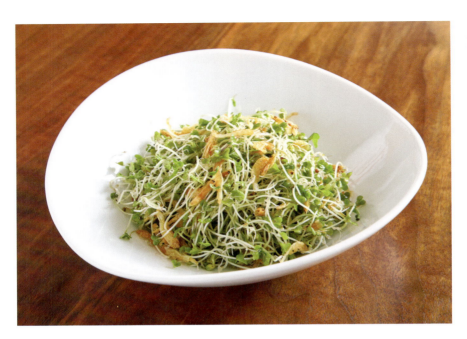

Recipe 33 ……… Broccoli sprouts and sakura shrimp in oil

(抗酸化成分・スルフォラファンは
ブロッコリースーパースプラウトに多く含有)

ブロッコリースーパースプラウトと
桜えびのオイルあえ

材料 … 2人分

ブロッコリースーパー
スプラウト……1パック（50g）
桜えび……5g
オリーブオイル……大さじ1
レモンのしぼり汁……小さじ2
粗びき黒こしょう……適量

作り方

①ボウルにすべての材料を入れて混ぜ合わせる。

Recipe 34 ……… Mackerel sandwich

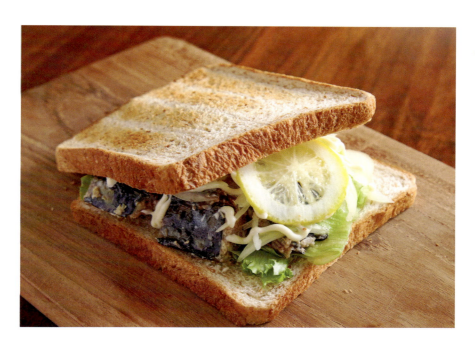

> さばに含まれるDHA、EPAは体にいい脂
> 脳の神経を保護する役割も

さばサンドイッチ

材料 … 2人分

さば水煮缶……1缶
レモン……1/2個
玉ねぎ……1/4個
レタス……適量
ライ麦食パン
（または全粒粉食パン）……4枚
粗びき黒こしょう……適量
マヨネーズ……適宜

作り方

① 玉ねぎとレモンは薄切りにする。レタスは食べやすい大きさにちぎる。
② 食パンに、レタス、玉ねぎ、汁気を切ったさば缶、レモンをのせ、黒こしょうをふる。もう1枚の食パンで挟む。お好みでマヨネーズをかけても美味しい。

Chapter 04　単球

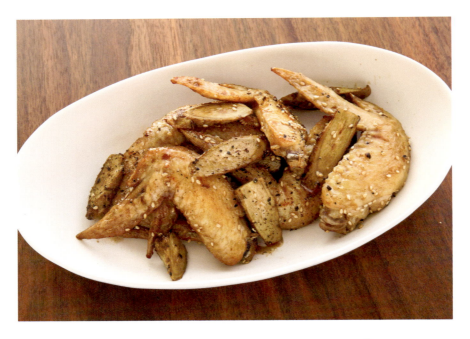

> 食物繊維が豊富なごぼうはアクの抜きすぎに注意！
> 有効成分を余すところなく取り入れよう

ごぼうと鶏手羽の甘辛ごままぶし

材料…2人分

ごぼう……50g
鶏手羽先……12本
オリーブオイル（揚げ油）……適量
A ┌ しょうゆ……大さじ1
　├ 酒……大さじ1
　└ みりん……大さじ1
白いりごま……大さじ4
粗びき黒こしょう……適量

作り方

① ごぼうは5mm厚さの斜め切りにする。手羽先は水気を拭き取る。
② 鍋にオリーブオイルを1〜2cmの深さまで入れて170℃に熱し、ごぼうと鶏肉を中に火が通るまで揚げ、油を切っておく。
③ 別の鍋にAを入れて煮詰める。
④ ②を③にくぐらせてから器に盛り、白ごまと黒こしょうをまぶす。

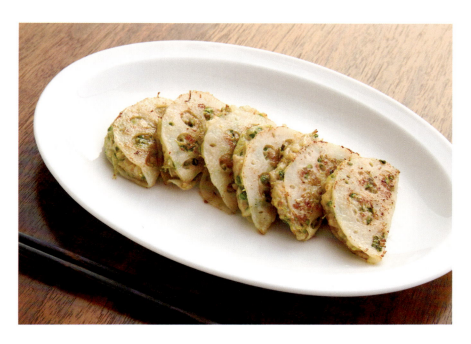

> ブロッコリースーパースプラウトは成熟した ものと比べ、約20倍のスルフォラファンが！

ブロッコリースーパースプラウト入り
れんこん餃子

材料…2人分

ブロッコリースーパー
スプラウト……1パック(50g)
れんこん……1節(約150g)
鶏ひき肉……150g
ごま油……大さじ2〜3
酒……小さじ2
みそ……小さじ1
片栗粉……適量
オリーブオイル……大さじ2〜3

作り方

① ブロッコリースーパースプラウトはみじん切りにする。れんこんは包丁またはスライサーで1.3mmくらいの薄切りにし、水（分量外）にさらす。
② ボウルにブロッコリースーパースプラウト、鶏ひき肉、ごま油、酒、みそを入れてよくこねる。
③ れんこんは水分を拭き取り、全面に片栗粉をまぶす。れんこんの上に②をのせて、半分に折ってはさみ、形をととのえる。
④ フライパンにオリーブオイルを熱し、③を中に火が通るまで両面焼く。

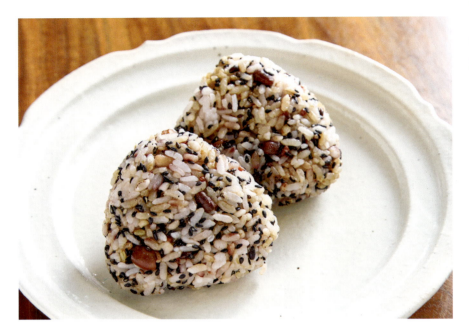

Recipe 37 Sesame sesame bonito flakes rice ball

> ごまの有効成分ゴマリグナンには
> 単球のパワーを高める効果あり！

ごまごまおかか おにぎり

材料 … 2個分

温かい雑穀ご飯……200g
黒いりごま……大さじ2
削り節……2g
しょうゆ……少々

作り方

① ボウルにすべての材料を入れて混ぜ合わせ、2等分にし、おにぎりを握る。

Chapter 04　単球

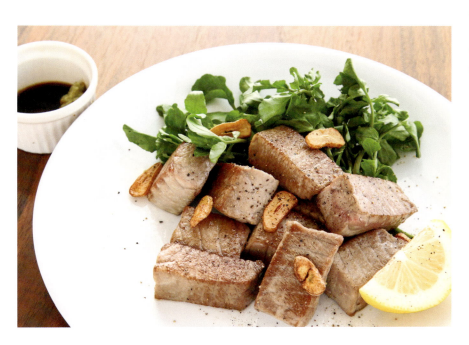

Recipe 38 .... Tuna steak

アミノ酸や良質な脂を含むまぐろを
α-リノレン酸豊かなオリーブオイルでステーキに

まぐろ
ステーキ

材料…2人分

まぐろの柵……200g
にんにく……1片
オリーブオイル……大さじ2
塩、こしょう……各適量
クレソン……適量
レモン……1/2個
わさび……適量
しょうゆ……適量

作り方

① まぐろは2～3cm角に切る。にんにくは薄切りにする。
② フライパンにオリーブオイルを熱し、にんにくを焼く。こんがりときつね色になったら皿に取り出しておく。
③ ②のフライパンでまぐろを焼く。全体に焼き色がついたら、塩、こしょうで味をととのえる。クレソンをのせた皿にまぐろを盛りつけ、レモンを添える。
わさびじょうゆでいただく。

Chapter 04　単球

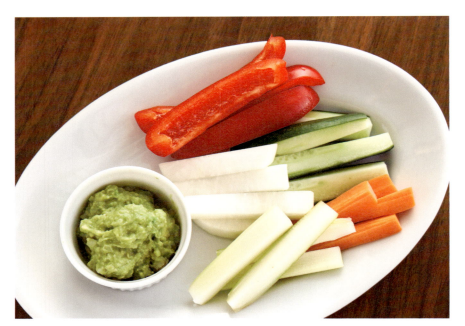

> ごまたっぷりのワカモレで有効成分ゴマリグナンを摂取
> アボカドはビタミンやミネラルも豊富

ワカモレ野菜ディップ

材料…2人分

お好みの野菜……適量
アボカド……1個
玉ねぎ……1/5個
すりごま……大さじ2
白ねりごま……大さじ1
白いりごま……大さじ1
レモンのしぼり汁……小さじ2
塩、こしょう……各適量

作り方

① アボカドは半分に切り、種を取り除いて実をボウルに取り出し、フォークの背などでつぶす。玉ねぎはみじん切りにする。
② アボカドを入れたボウルに玉ねぎ、すりごま、ねりごま、いりごま、レモン汁、塩、こしょうを入れて混ぜ合わせる。
③ スティック状に切った野菜と一緒に器に盛る。

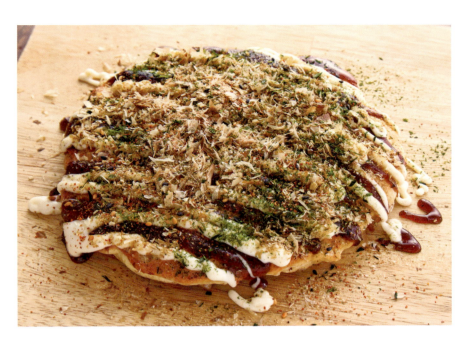

小麦粉の代わりにプロテインパウダーと
小麦胚芽パウダーでヘルシーに

胚芽パウダー
お好み焼き

材料 … 2人分

キャベツ……60g

豚ロース肉
（薄切り、あればヒレ肉薄切り）……100g

卵……2個

無添加プロテインパウダー
（または薄力粉）……180g

小麦胚芽パウダー……20g

昆布粉末（または和風だしの素）……小さじ2

水……120ml

オリーブオイル……適量

〈トッピング〉

お好み焼きソース、マヨネーズ、
七味とうがらし、削り節、青のり……各適量

作り方

① キャベツはざく切りにする。豚肉は食べやすい大きさに切る。

② ボウルに卵を割り入れ、溶きほぐす。プロテインパウダー、小麦胚芽パウダー、昆布粉末、水を加えて混ぜ合わせる。キャベツを加えて全体を混ぜる。

③ フライパンにオリーブオイルを熱し、②を半量流し入れる。上に豚肉を半量広げてのせる。片面に焼き色がついたら裏返し、中に火が通るまで焼く。

④ 器に盛り、好みのトッピングをかける。

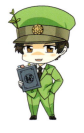

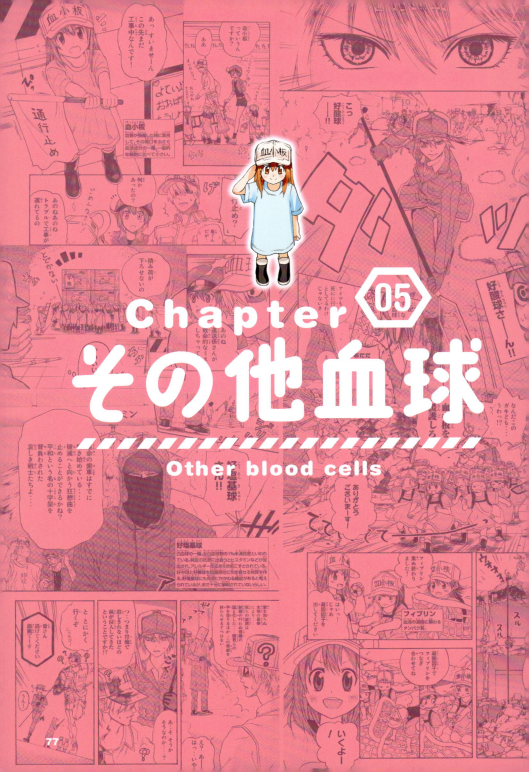

Chapter 05
その他血球
Other blood cells

その他血球のはたらき

血液中に含まれる細胞のひとつで、出血を止める役割がある「血小板」。体内に侵入した寄生虫からヒトを守るうえで重要な役割を担っている「好酸球」。アレルゲンに遭遇するとヒスタミンを放出し、免疫が必要な部位を教える「好塩基球」。すべてはまだ解明されていないが、この3つの血球の正常化も、現代を生きるうえでは重要となる。

※「好酸球」と「好塩基球」は殺菌作用のある顆粒を含む顆粒球に分類される。

血小板の キャラクター

一般的な細胞に比べて小さい、血液成分の一種。血管が損傷したときに集合し、まず血小板による血栓を作り、傷口をふさぐ（一次止血）。さらに粘着ネットのような網の膜で血小板血栓全体をおおい固めて、止血が完了する（二次止血）。見た目は子どもだが、仕事の腕前は職人級。

**血管が損傷すると大集合
血栓を作って傷口を塞ぐ！**

Chapter 05 その他血球

好塩基球のキャラクター

謎だらけの白血球の一種。黒マスクをし、ニット帽を被り、その上からレインコートを羽織ったミステリアスな存在。見た目だけではなく、発する言葉もミステリアス（意味不明）だが、好酸球だけには通じる。好中球と好酸球を問題のある部位に導く役割。

深く解明されていない 何から何までミステリアスな存在

好酸球のキャラクター

白血球の一種で、体内に寄生虫が侵入した際、寄生虫感染に対する防御を担っているといわれる。細菌に対しては好中球ほど強くない。それでも白血球としての使命感をもち、赤血球や細胞たちを守らなければと立ち向かう。

寄生虫とは戦えても 細菌が相手となると……

Chapter 05

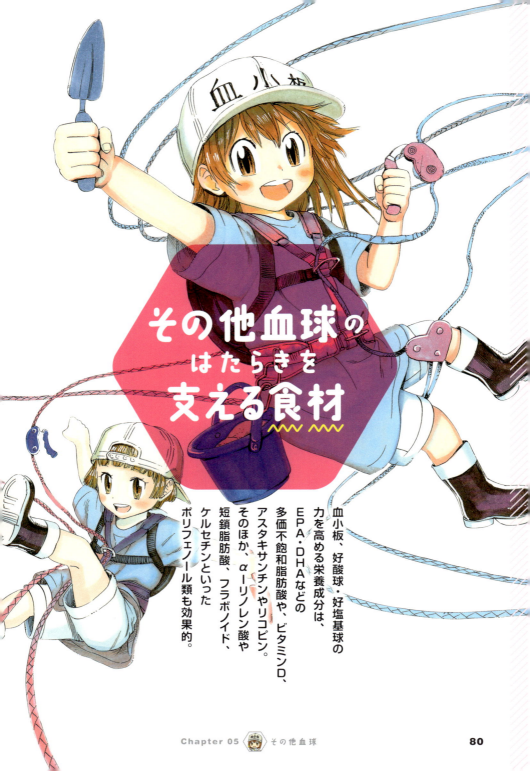

その他血球の はたらきを 支える食材

血小板、好酸球・好塩基球の力を高める栄養成分は、EPA・DHAなどの多価不飽和脂肪酸や、ビタミンD、アスタキサンチンやリコピン。そのほか、α-リノレン酸や短鎖脂肪酸、フラボノイド、ケルセチンといったポリフェノール類も効果的。

Chapter 05　その他血球

各食材のはたらき

まぐろ
トロにはEPAやDHA、赤身にはたんぱく質（アミノ酸）が豊富

いわし
ビタミンD、DHA・EPAが豊富。良質なたんぱく質も摂ることができる

サーモン
ビタミンDと、アスタキサンチンという抗酸化物質が豊富

イクラ
抗酸化物質のアスタキサンチン、ビタミンDが豊富

トマト
赤い色素成分であるリコピンに、抗酸化作用がある

玉ねぎ
血行促進の効果があるケルセチンが豊富に含まれている

モロヘイヤ
ケルセチンが豊富。β-カロテンの含有量は、緑野菜の中でトップ級

ブロッコリー
野菜の中でもビタミンやミネラルの含有量が高く、免疫機能を整えるβ-カロテンも豊富

青じそ
β-カロテンの含有量が緑野菜でトップ級。カルシウムも豊富

きのこ
有効成分β-グルカンは免疫細胞の活性化を助ける働きを持つ

オリーブオイル
必須脂肪酸のα-リノレン酸が豊富。抗酸化作用のあるβ-カロテンやポリフェノールも

シナモン
ポリフェノールが豊富に含まれており抗酸化作用が期待できる

**おいしいだけじゃない！ 細胞が元気になる
栄養を一気に摂れるキーマカレー**

ターメリックたっぷり
キーマカレー

◇Recipe41 .... Keema curry with plenty of turmeric

材料… 2人分

鶏ひき肉……200g
玉ねぎ……1/2個
トマト……1個
なす……1本
しょうが……1片
にんにく……1片
大豆（水煮）……50g
プレーンヨーグルト……100g

A {
ターメリックパウダー……小さじ1
クミンパウダー……小さじ1
コリアンダーパウダー……小さじ1
カルダモンパウダー……2ふり
レッドペッパーパウダー……2ふり
}
みそ……小さじ2
塩……小さじ1
こしょう……適量
オリーブオイル……大さじ1
温かい雑穀ご飯……300g

作り方

① 玉ねぎ、トマト、なすは粗みじん切りにする。しょうがとにんにくはすり
おろす。Aは混ぜ合わせる。

② 鍋にオリーブオイルを熱し、しょうが、にんにく、玉ねぎを7分ほど炒める。
ひき肉を加え、色が変わってきたトマト、なす、大豆、ヨーグルト、みそ、
Aを入れて混ぜ、10分ほど煮る。塩、こしょうを加える。

③ 雑穀ご飯とともに器に盛り、お好みできざんだパセリ（分量外）を散らす。

Chapter 05 その他血球

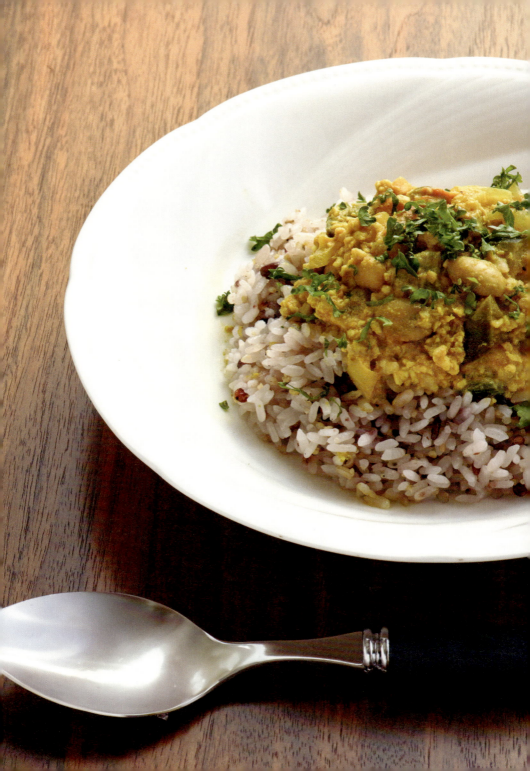

> ポリフェノールを豊富に含むシナモンは
> 相性抜群のりんごと合わせてアップルパイに

全粒粉&プロテインパウダーで作るアップルパイ

材料 … 直径14〜19cmのタルト型1台分

〈フィリング〉
りんご……3個
きび砂糖……大さじ2
シナモンパウダー……小さじ2
レモンのしぼり汁……小さじ1

〈パイ生地〉
全粒粉……120g
小麦胚芽パウダー……20g
バター（食塩不使用）……60g
オーツミルク（無糖）……30〜50ml

卵……1個

作り方

① フィリングを作る。りんごは皮をむき、3cm角に切る。鍋にりんご、きび砂糖、シナモン、レモン汁を入れて火にかけ、ふたをして中弱火で15〜20分ほど煮る。焦げないように途中で混ぜる。ボウルに取り出し、粗熱を取る。

② 生地を作る。バターは2cm角に切る。大きめのボウルに全粒粉と小麦胚芽パウダーを入れて混ぜ合わせる。バターを中央から広げ置き、ゴムべらでバターと粉を切るようになじませる。ある程度混ざったら、バターの形がなくなるまで指先で粉とバターをなじませる。オーツミルクを少量ずつ加え、ゴムべらで練らないようにさらに混ぜる。まとまったらラップをかけ、冷蔵庫で30分ほど寝かせる。

③ 台にクッキングシートを敷いて打ち粉（全粒粉、分量外）をし、②の半量をめん棒で5mm厚さにのばす。型を重ねてクッキングシートごと裏返し、余分なところを切り落とし、型に沿わせて形をととのえる。フォークで生地の底に数カ所穴をあける。

④ 残りの生地は、めん棒で5mm厚さにのばし、包丁で1.5cm幅に切り分ける。

⑤ ③に①を流し入れる。卵を卵黄と卵白に分け、溶きほぐした卵白を生地のふちにぬる。④を格子状になるようにフィリングの上に重ね、ふちは生地同士をくっつける。

⑥ パイ生地の表面に、水小さじ1（分量外）で溶きほぐした卵黄をぬる。

⑦ 250℃に予熱したオーブンで30〜40分ほど焼く。

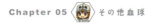

Chapter 05　その他血球

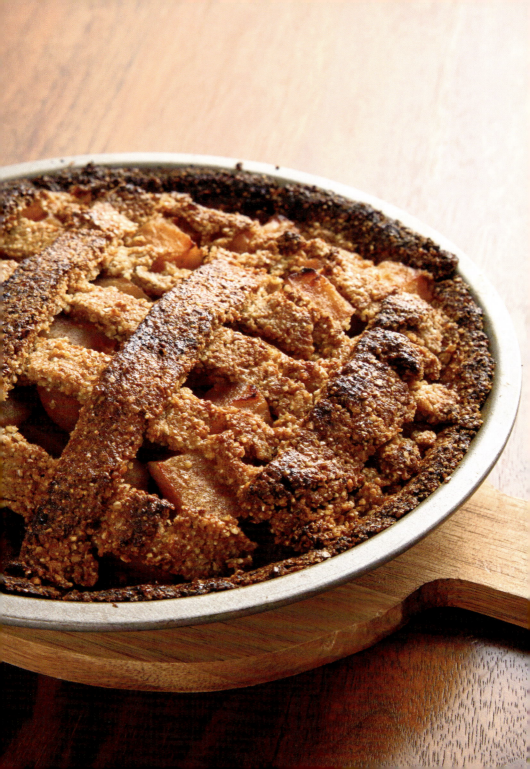

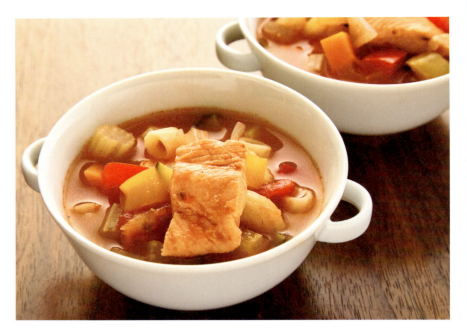

> アスタキサンチン＆ビタミンDが豊富なサーモンと
> リコピンが豊富なトマトの組み合わせで血小板を元気に

サーモン＆トマトたっぷり
ミネストローネ

材料…2人分

- サーモン……100g
- 玉ねぎ……1/2個
- パプリカ(赤、黄)……各1/2個
- にんじん……1/3本
- ズッキーニ……1/2本
- セロリ……1/2本
- マカロニ（あれば全粒粉マカロニ）……20g
- カットトマト缶……100g
- 水……400ml
- 野菜ブイヨンの素……1個
- 塩、こしょう……各適量

作り方

① サーモンは食べやすい大きさに切る。玉ねぎ、パプリカ、にんじん、ズッキーニ、セロリは1cm角に切る。セロリは小口切りにする。

② 鍋に水、野菜ブイヨンを入れて火にかける。煮立ったら①とトマト缶を加えて20分ほど煮る。

③ 別の鍋に湯を沸かし、マカロニを袋の表示時間通りにゆで、水気を切って②に加える。塩、こしょうで味をととのえる。

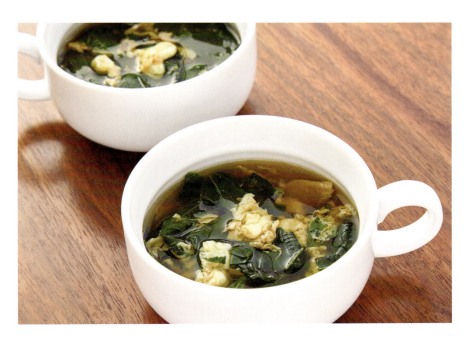

Recipe 44　Molokhiya and egg soup

抗酸化作用のあるケルセチンが豊富な
モロヘイヤをスープでおいしく

モロヘイヤと卵のスープ

材料…2人分

モロヘイヤ……60g
卵……2個
水……400ml
鶏ガラスープの素……小さじ1
しょうゆ……小さじ1
塩、こしょう……各適量

作り方

① モロヘイヤは太い茎を取り除き、2cm長さに切る。
② 鍋に水と鶏ガラスープの素を入れ、火にかける。煮立ったらそこにモロヘイヤを加え、1分ほど加熱し、溶きほぐした卵を少しずつ回し入れる。
③ しょうゆを加えて混ぜ、塩、こしょうで味をととのえる。

Chapter 05　その他血球

Recipe 45 ……… Shiso-daku salmon roe bowl

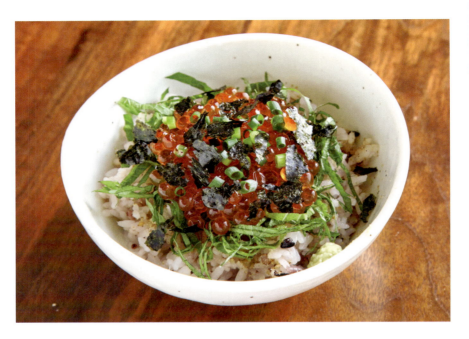

青じそのβ-カロテン量は緑野菜の中でも抜群！
いろいろなレシピにちょい足しして

しそだく
イクラ丼

材料…2人分

温かい雑穀ご飯……300g
イクラ……50g
青じそ……10枚
青ねぎ……1/2本
のり……1/3枚
白すりごま……大さじ1
わさび……適量

作り方

①青じそはせん切りにする。青ねぎは小口切りにする。
②雑穀ご飯を半量ずつ丼に盛り、すりごまをそれぞれ半量ずつを加えて混ぜる。すりごま、青じそ、イクラをのせ、上にちぎったのりと青ねぎを散らし、わさびを添える。

Chapter 05　その他血球

Recipe 46 .... Onion and bonito flakes simmered

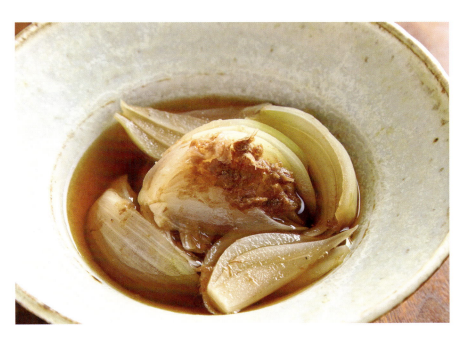

> 血小板・好酸球の働きによいケルセチンは
> 玉ねぎで手軽に取り入れよう

玉ねぎかつお節煮

材料…2人分

玉ねぎ……2個
水……200ml
削り節……5g
しょうゆ……大さじ1
みりん……大さじ1
きび砂糖……小さじ2

作り方

① 玉ねぎはくし形切りにする。
② 鍋に水、削り節、しょうゆ、みりん、きび砂糖を入れて火にかける。
③ 煮立ったら玉ねぎを加え、ふたをして中弱火で20分ほど煮る。

Chapter 05　その他血球

Recipe 47 ……… Steamed broccoli and sesame sauce

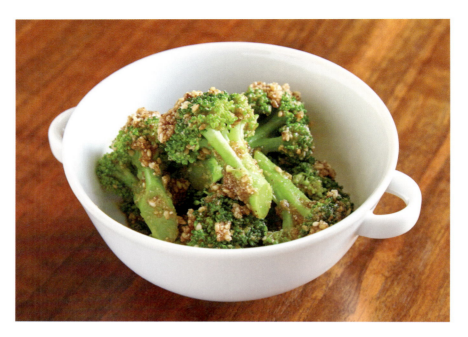

(ブロッコリーは蒸し焼きにすれば
水溶性の有効成分も余さず摂れる！)

スチームブロッコリー
&ごまだれ

材料…2人分

ブロッコリー……100g
水……100ml
A ┌ 白すりごま……大さじ1と1/2
  │ きび砂糖……大さじ1/2
  │ しょうゆ……大さじ1/2
  └ ごま油……大さじ1/2

作り方

① ブロッコリーは小房に分ける。
② 鍋にクッキングシートを敷き、ブロッコリーと水を入れる。ふたをして火にかけ、5分ほど蒸す。
③ Aを混ぜ合わせ、水気を切った②とあえる。

Chapter 05　その他血球　90

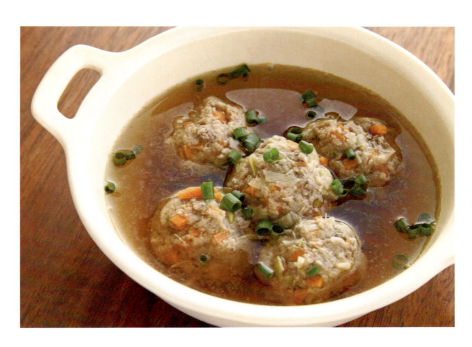

> 積極的に摂りたい必須脂肪酸のDHA、EPAを
> いわし団子でおいしく摂ろう

野菜たっぷり
いわし団子

材料…2人分

いわし……2尾
にんじん……1/3本
しょうが……1片
長ねぎ……1/2本
青ねぎ……適量
片栗粉……大さじ1
水……400ml
酒……大さじ1
しょうゆ……小さじ2
みりん……小さじ2
和風だしの素……小さじ1

作り方

① いわしは手開きにし、はらわたを洗い、背びれと腹骨を取って包丁でたたく。にんじんと長ねぎはみじん切りにし、しょうがはすりおろす。
② ボウルに①と片栗粉を入れてよくこね、一口大に丸める。
③ 鍋に水、酒、しょうゆ、みりん、だしの素を入れて火にかける。沸騰したら②を加えて15分ほど煮る。
④ 器に盛り、小口切りにした青ねぎを散らす。

Recipe 48 ……… Sardine dumplings with plenty of vegetables

Chapter 05　その他血球

○ Recipe 49 ………… Sauteed salmon with mushroom sauce

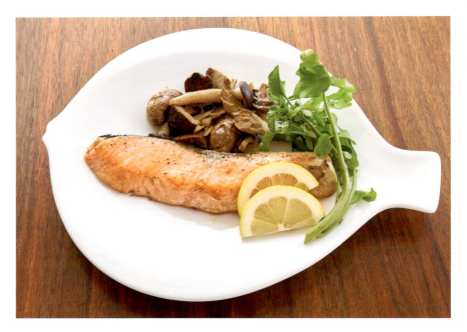

＜ ソースにしたきのこの有効成分
β-グルカンで免疫力が強くなる ＞

サーモンソテー
きのこソース

材料…2人分

サーモン……2切れ
マッシュルーム……40g
しいたけ……4枚
まいたけ……20g
しめじ……30g
オリーブオイル……大さじ2
塩、こしょう……各適量
レモン……適量
クレソン……適量

作り方

① マッシュルームは石づきを取り半分に切る。しいたけは軸を取り、4等分に切る。まいたけとしめじは小房に分ける。
② フライパンにオリーブオイルを熱し、サーモンを焼く。焼き色がついたら裏返し、①を加え、塩、こしょうをふる。ふたをして5分ほど焼く。
③ 器に盛り、薄切りにしたレモンとクレソンを添える。

Chapter 05 その他血球

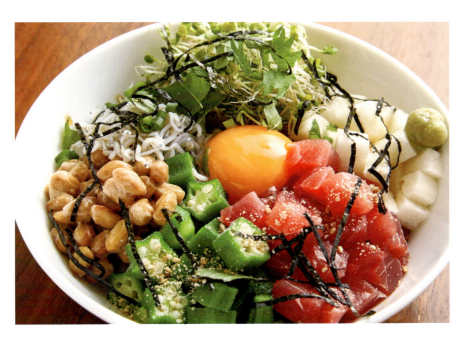

Recipe 50 ……… Tuna bomb bowl

> 具だくさんのバクダンで血小板の力を高める
> まぐろはサーモンに変えても◎

まぐろバクダン丼

材料…2人分

温かい雑穀ご飯……300g
まぐろ（赤身、刺身用）……100g
オクラ……4本
ブロッコリースーパースプラウト……25g
しらす干し……40g
納豆……1パック
長いも（あれば）……適量
卵黄……2個分
青ねぎ……適量
青じそ……10枚
白すりごま……大さじ2
きざみのり……適量
わさび……適量
しょうゆ……適量

作り方

① まぐろは1cm角に切る。オクラは板ずりをしてゆで、小口切りにする。ブロッコリースーパースプラウトは食べやすい長さに切る。長いもは5mmの角切りにする。青ねぎは小口切りにする。
② 雑穀ご飯にすりごまを小さじ2加えて混ぜる。半量ずつ丼に盛り、まぐろ、オクラ、ブロッコリースーパースプラウト、しらす、納豆、長いも、卵黄をのせる。上に青ねぎ、ちぎった青じそをのせ、残りのすりごま、きざみのりを散らす。わさびとしょうゆを添える。

Chapter 05　その他血球

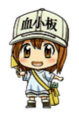

参考文献

著者名	原則　題名、掲載誌名、発表年、巻、号、掲載ページの順で記載
Anogeianaki A. et al.	Vitamins and mast cells. Int J Immunopathol Pharmacol. 2010;23(4):991–996.
Bozonet SM, Carr AC.	The role of physiological vitamin C concentrations on key functions of neutrophils isolated from healthy individuals. Nutrients. 2019;11(6):1363.
Camaschella C.	Iron deficiency. Blood. 2019;133(1):30–39.
Chaudhary P.K.　et al.	Insight into Recent Advances on Platelet Function in Health and Disease. Int J Mol Sci. 2022; 23(11):6022.
Claycombe-Larson K.J. et al.	Nutrients and immunometabolism: Role of macrophage NLRP3. J Nutr. 2020;150(7):1693–1704.
Cleveland Clinic	(https://my.clevelandclinic.org/health/body/23256-basophils): Basophils are a type of white blood cell that works closely with your immune system to defend your body from allergie pathogens and parasites. Basophils release enzymes to improve blood flow and prevent blood clots.
Craveiro M. et al.	Resveratrol stimulates the metabolic reprogramming of human CD4+ T cells to enhance effector function. Sci Signal. 2017;10(501):1–14.
da Silva Lopes K. et al.	Nutrition-specific interventions for preventing and controlling controlling anaemia throughout the life cycle: an overview of systematic reviews. Cochrane Database Syst Rev. 2021;9(9); CD013092.pub2. doi.org/10.1002/14651858.CD013092.pub2
Dawson HD. et al.	Direct and indirect effects of retinoic acid on human Th2 cytokine and chemokine expression by human T lymphocytes. BMC Immunol. 2006;7:27.
Ed Nignpense B. et al.	Polyphenols: Modulators of Platelet Function and Platelet Microparticle Generation? Int J Mol Sci. 2020;21(1):146.
Elste V. et al.	Emerging Evidence on Neutrophil Motility Supporting Its Usefulness to Define Vitamin C Intake Requirements. Nutrients. 2017;9(5):503.
Espinoza JL. et al.	The Repeated Administration of Resveratrol Has Measurable Effects on Circulating T-Cell Subsets in Humans. Oxid Med Cell Longev. 2017;2017(1):6781872.
Falchetti R. et al.	Effects of resveratrol on human immune cell function. Life Sci. 2001;70(1):81–96.
Feng Y.A.H. et al.	Differential regulation of resveratrol on lipopolysaccharide-stimulated human macrophages with or without IFN-gamma pre-priming. Int Immunopharmacol. 2004;4(6):713–720.
Folkerts J. et al.	Butyrate inhibits human mast cell activation via epigenetic regulation of FcεRI-mediated signaling. Allergy. 2020;75(8):1966–1978.
Fuller C.J. et al.	The effect of vitamin E and vitamin C supplementation on LDL oxidizability and neutrophil respiratory burst in young smokers. J Am Coll Nutr. 2000;19(3):361–369.
Gao X. et al.	Immunomodulatory activity of resveratrol: Discrepant in vitro and in vivo immunological effects. Biochem Pharmacol. 2003;66(12):2427–2435.
Gao X. et al.	Immunomodulatory activity of resveratrol: Suppression of lymphocyte proliferation, development of cell-mediated cytotoxicity, and cytokine production. Biochem Pharmacol. 2001;62(9):1299–1308.
Goldschmidt M.C. et al.	Reduced bactericidal activity in neutrophils from scorbutic animals and the effect of ascorbic acid on these target bacteria in vivo and in vitro. Am J Clin Nutr. 1991;54(6):1214S–1220S.
Gu K. et al.	The association between serum zinc level and overweight/obesity: a meta-analysis. Eur J Nutr. 2019;58(8):2971–2982.
Gupta S. et al.	Zinc deficiency in Low- and middle-income countries: prevalence and approaches for mitigation. J Hum Nutr Diet. 2020;33(5):624–43.
Hagenlocher Y. ,Lorentz A.	Immunomodulation of mast cells by nutrients. Mol Immunol. 2015;63(1):25–31.
Hunter DC.et al.	Consumption of gold kiwifruit reduces severity and duration of selected upper respiratory tract infection symptoms and increases plasma vitamin C concentration in healthy older adults. Br J Nutr. 2012;108(7):1235–1245.
Imazeki I. et al.	Immunomodulating effect of vitamin D3 derivatives on type-1 cellular immunity. Biomed. Res. 2006;27(1):1–9.
Kaag S. et al.	Effects of Dietary Components on Mast Cells: Possible Use as Nutraceuticals for Allergies? Cells. 2023;12(22):2602.
Kelsey NA. et al.	Nutraceutical antioxidants as novel neuroprotective agents. Molecules. 2010;15(11):7792–7814.
Kinnula VL. et al.	Antioxidant defense mechanisms in human neutrophils. Antioxid Redox Signal. 2002;4(1):27–34.
Kongsbak M. et al.	Vitamin D-binding protein controls T cell responses to vitamin D. BMC Immunol. 2014;15:35.
Krause R. et al.	Effect of vitamin C on neutrophil function after high-intensity exercise. Eur J Clin Invest. 2001;31(3):258–263.
Kuo C.A.L. et al.	Immunomodulatory effects of EGCG fraction of green tea extract in innate and adaptive immunity via T regulatory cells in murine model. Immunopharmacol Immunotoxicol. 2014;36(5):364–370.
Lechowski S. et al.	Combined arginine and glutamine decrease release of de novo synthesized leukotrienes and expression of proinflammatory cytokines in activated human intestinal mast cells. Eur J Nutr. 2013;52(2):505–512.
Liu Z-Q. et al.	Vitamin D contributes to mast cell stabilization. Allergy. 2017;72(8):1184–1192.
Liugan M., Carr A. et al.	Vitamin C and Neutrophil Function: Findings from Randomized Controlled Trials. Nutrients. 2019;11(9):2102.
McEwen B.J.	The influence of diet and nutrients on platelet function. Semin Thromb Hemost. 2014;40(2):214–26.
Mohammed B.M. et al.	Vitamin C: A novel regulator of neutrophil extracellular trap formation. Nutrients. 2013;5(8):3131–3151.
Mora J.R. et al.	Vitamin effects on the immune system: Vitamins A and D take centre stage. Nat Rev Immunol. 2008;8(9):685–698.
Newsholme P.	Cellular and metabolic mechanisms of nutrient actions in immune function. Eur J Clin Nutr. 2021;75(95):1328–1331.
Pae M. et al.	Dietary supplementation with high dose of epigallocatechin-3-gallate promotes inflammatory response in mice. J Nutr Biochem. 2012;23(6):526–531.
Porath D. et al.	Epigallocatechin-3-gallate impairs chemokine production in human colon epithelial cell lines. J Pharmacol Exp Ther. 2005;315(3):1172–1180.
Robson P.J. et al.	Antioxidant supplementation enhances neutrophil oxidative burst in trained runners following prolonged exercise. Int J Sport Nutr Exerc Metab. 2003;13(3):369–381.
Schwager J. et al.	Resveratrol, EGCG and Vitamins Modulate Activated T Lymphocytes. Molecules. 2021;26(18):5600.
Sharma S. et al.	Resveratrol and curcumin suppress immune response through CD28/CTLA-4 and CD80 co-stimulatory pathway. Clin Exp Immunol. 2007;147(1):155–163.
Stevens G.A. et al.	Micronutrient deficiencies among preschool-aged children and women of reproductive age worldwide: a pooled analysis of individual-level data from population-representative surveys. Lancet Glob Health. 2022;10(11):e1590–1599.
Tan X. et al.	Overnutrition is a risk factor for zinc, but not for zinc or vitamin A deficiency in children and young people: a systematic review and meta-analysis. BMJ Glob Health. 2024;9(4):e0151
Tauler P.et al.	Diet supplementation with vitamin E, vitamin C and beta-carotene cocktail enhances basal neutrophil antioxidant enzymes in athletes. Pflugers Arch. 2002;443(5-6):791–797.
Van den Elsen L.W.J. et al.	n-3 Long-chain PUFA reduce allergy-related mediator release by human mast cells in vitro via inhibition of reactive oxygen species. Br J Nutr. 2013;109(10):1821–1831.
Varaeva Y.R. et al.	The Role of Diet in Regulation of Macrophages Functioning. Biomedicines. 2022;10(9):2087.
Vissers M.C., Wilkie R.P.	Ascorbate deficiency results in impaired neutrophil apoptosis and clearance and is associated with up-regulation of hypoxia-inducible factor 1alpha. J Leukoc Biol. 2007;81(5):1236–1244.
Von Essen M.R. et al.	Vitamin D controls T cell antigen receptor signaling and activation of human T cells. Nat Immunol. 2010;11(4):344–349.
Washoko P.W. et al.	Ascorbic acid recycling in human neutrophils. J Biol Chem. 1993;268(21):15531–15535.
World Health Organization	https://www.who.int/news-room/fact-sheets/detail/anaemia. Published: 05/01/2023. Accessed: 05/06/2024.
Wong C.P. et al.	Induction of regulatory T cells by green tea polyphenol EGCG. Immunol Lett. 2011;139(1-2):7–13.
Wu D. et al.	Green tea EGCG suppresses T cell proliferation through impairment of IL-2/IL-2 receptor signaling. Free Radic Biol Med. 2009;47(5):636–643.
Yang Y. et al.	Resveratrol induces the suppression of tumor-derived CD4+CD25+ regulatory T cells. Int Immunopharmacol. 2008;8(4):542–547.
Zhao J-W. et al.	Vitamin D suppress the production of vascular endothelial growth factor in mast cell by inhibiting PI3K/Akt/p38 MAPK/HIF-1α pathway in chronic spontaneous urticaria. Clin Immunol. 2020;215:108444.

◯ 医療・レシピ監修

伊藤明子（いとう・みつこ）

赤坂ファミリークリニック院長。東京大学医学部附属病院医師。NPO法人Healthy Children, Healthy Lives代表理事。 東京外国語大学卒、帝京大学医学部卒、東京大学大学院医学系研究科修了。著書に『小児科医が教える「頭のいい子が食べている最強レシピ」』（宝島社）、『医師が教える子どもの食事50の基本』（ダイヤモンド社）などがある。

◯ STAFF

コーディネート	松島 由佳（コサエルワーク）
原 稿	須川 奈津江
調 理	好美 絵美／三好 弥生／山下 春佳
写 真	日下部 真紀
デザイン	門田 耕侍
企 画	石井 美由紀

制作協力／シリウス編集部

おい た さいぼうかっせい
美味しく食べて細胞活性！
さいぼう こうしき ブック
はたらく細胞　公式レシピBOOK

2024年11月20日　第1刷発行

監　修　伊藤明子　©Mitsuko Itoh 2024
　　　　いとうみつこ
絵　　　清水 茜　©Akane Shimizu 2024
　　　　しみず あかね

発行者　宍倉立哉
発行所　株式会社講談社
　　　　〒112-8001 東京都文京区音羽2-12-21
　　　　　電話　編集 03-5395-3474
　　　　　　　　販売 03-5395-5817
　　　　　　　　業務 03-5395-3615
　　　　　　　（落丁本・乱丁本はこちらへ）
印刷所　大日本印刷株式会社
製本所　大口製本印刷株式会社

KODANSHA

定価はカバーに表示してあります。落丁本、乱丁本は購入書店名を明記のうえ、小社業務あてにお送りください。送料小社負担にてお取り替えいたします。なお、この本についてのお問い合わせは、編集あてにお願いいたします。本書のコピー、スキャン、デジタル化等の無断複製は著作権法上での例外を除き禁じられています。本書を代行業者等の第三者に依頼してスキャンやデジタル化することは、たとえ個人や家庭内の利用でも著作権法違反です。

Printed in Japan　ISBN 978-4-06-536918-0　N.D.C.596 95p 21cm